Wir danken folgenden Institutionen, welche die Realisierung des vorliegenden Buches mit einem finanziellen Beitrag ermöglicht haben:

Missionsgesellschaft Bethlehem in Immensee SZ, Josef Müller Stiftung Muri, Römisch-katholische Landeskirchen der Kantone Luzern und Aargau, Gemeinde Wohlen, Pfarrei und Kirchgemeinde Wohlen, Stadt Luzern/FUKA Fonds, Kantonsspital Luzern, Katholische Kirchgemeinde Luzern, Administrationsrat des Bistums Basel.

Bibliografische Information Der Deutschen Bibliothek
Die Deutsche Bibliothek verzeichnet diese Publikation in der deutschen Nationalbibliografie; detaillierte bibliografische Angaben sind im Internet über www.ddb.de abrufbar.
ISBN 3-905388-15-4 (db-verlag)
ISBN 3-7252-0796-8 (rex verlag luzern)

Autoren:
Benno Bühlmann, Horw
Theo Bühlmann, Büron

Fotos: Georg Anderhub; Benno Bühlmann und verschiedene Privatarchive
Umschlagfoto: Benno Bühlmann, Horw
Lektorat: Georg Anderhub, Luzern
Gestaltung: Othmar Huber, Luzern
Druck: Brunner AG, Druck und Medien, Kriens

Für Bestellungen:
Über den Buchhandel oder bei
db-verlag, Stirnrütistrasse 37, CH-6048 Horw/Luzern
E-Mail: bestellungen@db-verlag.ch / versand@rex-buch.ch
Internet: www.db-verlag.ch / www.rex-buch.ch

Du hast mein Klagen in Tanzen verwandelt

Benno Bühlmann, Theo Bühlmann, Georg Anderhub

Du hast mein Klagen in Tanzen verwandelt

Spuren aus dem Leben des «Chefpatienten» Albert Brändle

db-verlag / rex verlag luzern

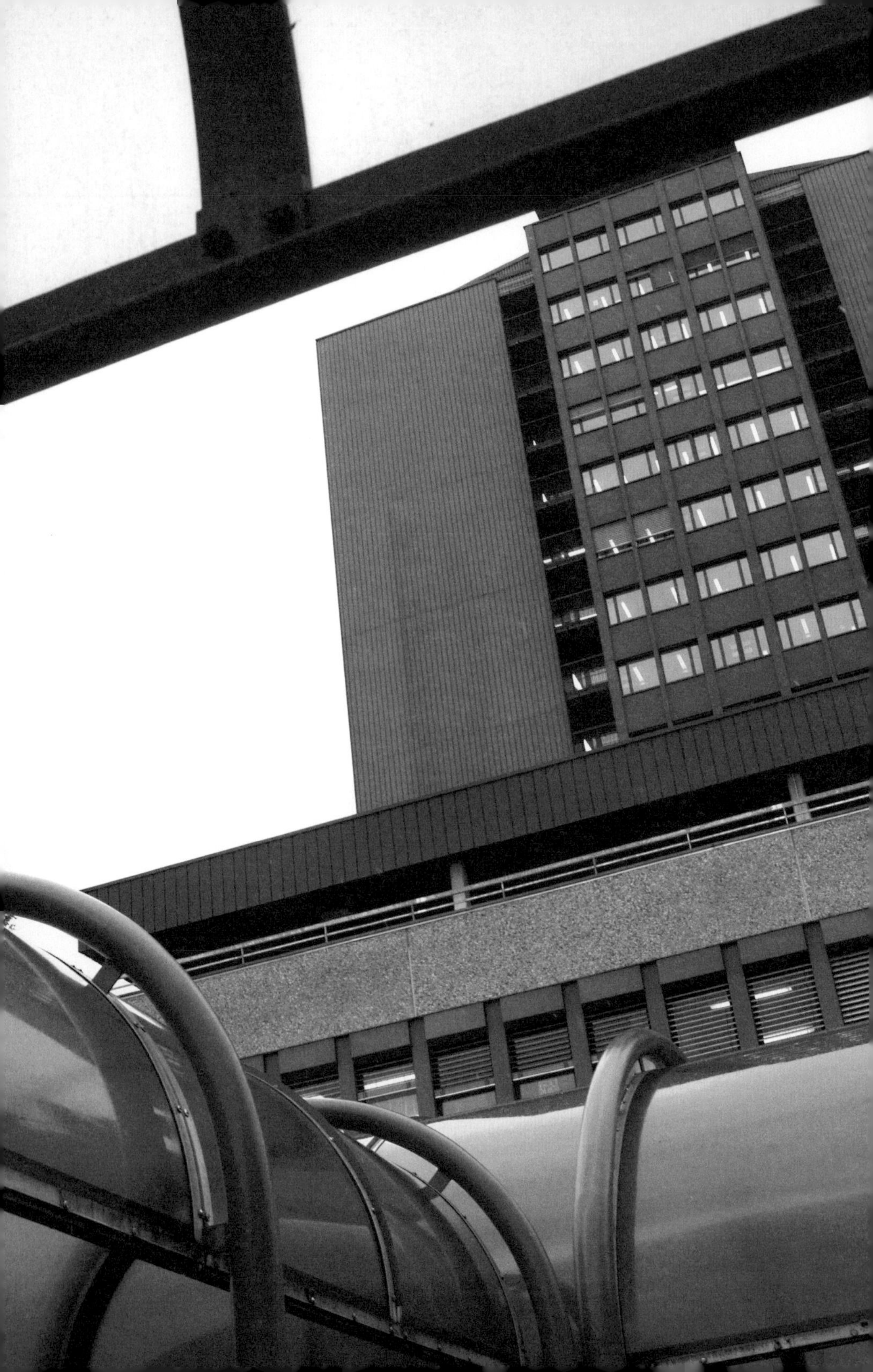

Inhaltsverzeichnis

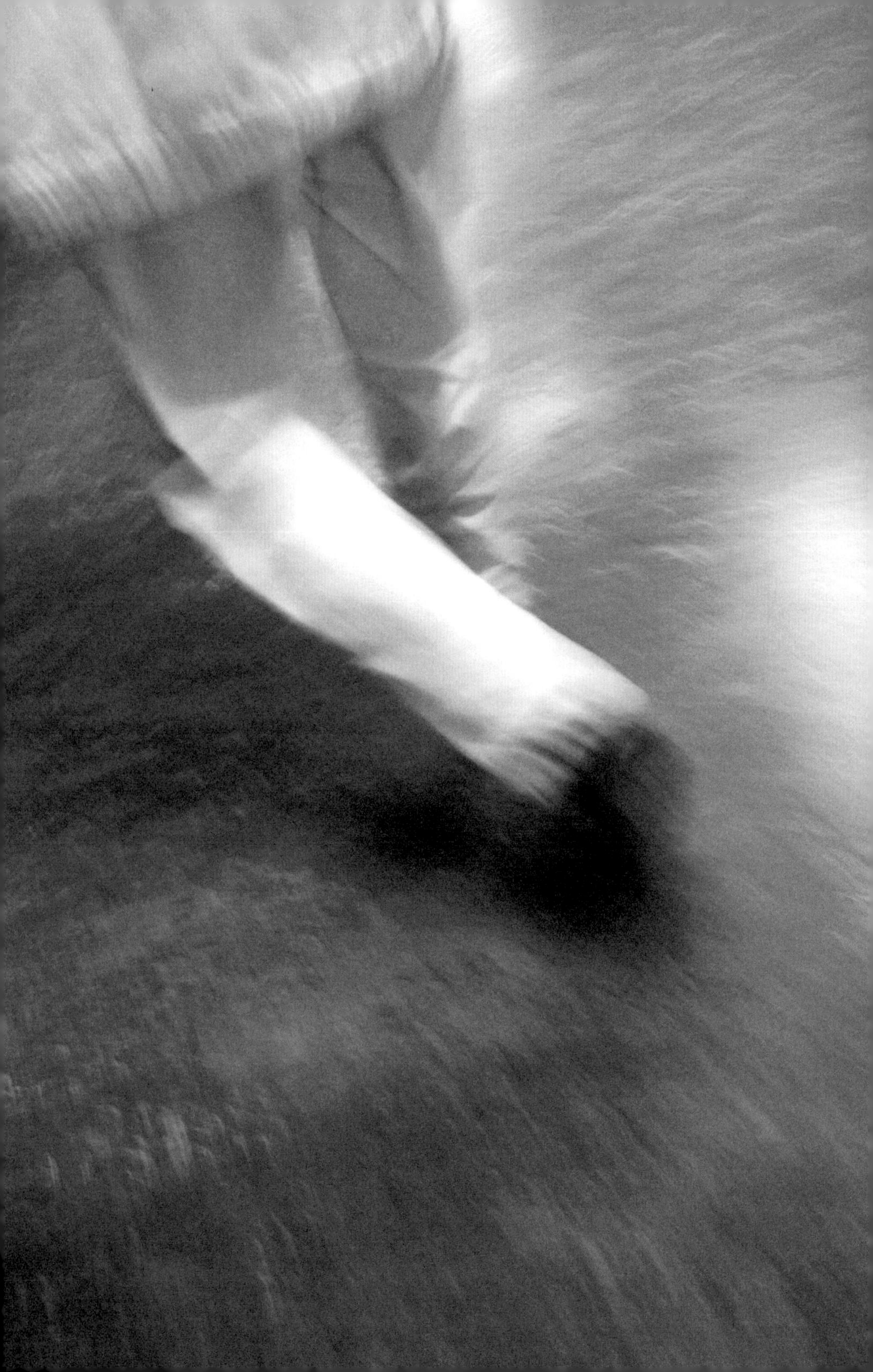

Ein Meister der «höheren Gesundheit»

Als «Chefpatient» gilt üblicherweise einer, der, gut versichert, auf der Privatabteilung eines Chefarztes liegt, von diesem persönlich betreut und täglich besucht wird. Der Begriff «Chefpatient» in diesem versicherungstechnischen Sinn weckt – im Zeitalter drohender Zweiklassenmedizin – zwiespältige Gefühle.

Albert Brändle war «Chefpatient» in einem ganz andern Sinn. Er war einer, der sich zum Chef über seine Krankheit entwickelt hat. Er war ein «homo patiens», der die «verständige Zuchtmeisterin Krankheit» (Goethe) in ihren tieferen Absichten erkannt und gemeistert hat. Es ist ihm gelungen, sein Krankheitsschicksal zum Guten und Lebensdienlichen zu zwingen und zu wenden. Sein invalidisierendes Leiden war für ihn nicht ein fremdes, hinterhältig und sinnlos einbrechendes Übel, das er passiv und erbittert über sich ergehen liess. Seine schwere Behinderung war für ihn nicht eine zufällige lästige Betriebsstörung des Organismus, sondern eine Schickung mit formender Kraft und kreativer Potenz.

Solches «Chef-Werden» über Krankheit und Invalidität erfordert die tapfere Bewältigung eines harten Weges. Ihn zu gehen gelingt lange nicht jedem. Dieser steile, steinige Weg führt – und das war in den ersten Jahren seiner Lähmung auch bei Frater Brändle so – aus Verzweiflung, Groll, Hadern, tiefer Depression und Resignation zu inniger Ergebenheit und Einwilligung in das eigene Schicksal: ein mutiges «dem Schicksal in den Rachen Greifen» (Beethoven).

Die Kraft zu dieser Schicksalsmeisterung hat Frater Brändle wohl aus seinem tiefen christlichen Glauben geschöpft: seinem demütigen und vertrauensvollen Ausharren im Geheimnis eines unfassbaren höheren Waltens. Im Glauben an einen Gott, der uns nicht nur ein Kreuz auflädt, sondern auch die Kraft gibt, dieses Kreuz zu tragen.

Ein derart schweres Schicksalskreuz, wie es Frater Albert Brändle auferlegt worden ist, gereicht manchen Menschen zu anhaltender

Rebellion, Erbitterung, ja Empörung gegen einen unbegreiflichen Gott – als einem «Mysterium tremendum», vor dem man nur zittern kann. In ihrer verzweifelten Auflehnung beherzigen sie nicht, dass Er selbst ein Kreuz getragen hat, dass Er sogar gekreuzigt wurde. Diese Menschen zerbrechen an ihrem Leiden. Ganz anders Frater Brändle. Dieser Mann ist in Leiden und Behinderung Gott näher gekommen – als einem «Mysterium amabile». Offenbar hat dieser Heimgesuchte gespürt: «Unter Leiden prägt der Meister / in die Herzen, in die Geister / sein all geltend Bildnis ein.»

In Frater Brändle bin ich einem jener beeindruckenden und wohltuenden Menschen begegnet, die trotz Krankheit, Leiden und Invalidität in einem vertieften Verständnis gesund waren. Der «Chefpatient» Albert Brändle hat die «höhere Gesundheit hinter der Krankheit» (Friedrich Nietzsche) gewonnen. Diese «grosse Gesundheit» hinter der Krankheit muss immer wieder erkämpft und mühsam behauptet werden. Sie ist die kostbare Errungenschaft einer inneren Haltung, einer Lebenskunst, die aus dem Geschick der Krankheit «das Gold höherer Gesundheit» gewinnt.

Frater Brändles «höhere Gesundheit» war alles andere als die «kleine» Gesundheit, jene «wellness» im landläufigen Sinn: als Freiheit von Leiden, Schmerz und Behinderung. Sie ist einem unbezwingbaren «élan vital» entsprungen: seiner Fähigkeit das Kreuz zu tragen, sich mit Krankheit kreativ, lebensdienlich auseinander zu setzen. Diese Kraft hat ihm ermöglicht, trotz Leiden und Invalidität ein sinnvolles Leben zu führen, tätig zu sein, sich zu entfalten und – als Missionar und Seelsorger – andern Menschen zu helfen. So ist der «Chefpatient» gewissermassen zu einer «Arznei» geworden, Heilmittel für seine betreuende und pflegende Umwelt, sogar für seine Ärzte – zum Beispiel mich selber. Frater Brändle war ein Meister der «höheren Gesundheit».

Dieser körperlich Gelähmte gehört zu jenen unvergesslichen chronisch kranken Patienten, die für mich, den so gerne dozierenden Lehrmeister, vorbildliche «Lebemeister» waren. Unglaublich, wunderbar: Patienten als Seelenbalsam für ihre Umwelt: für die Besucher, die Pflegenden, die Ärztinnen und Ärzte. Mit dem Barockdichter Andreas Gryphius möchte man solchen Kranken zurufen: «O, lehrt mich, die ihr lieget stehen.» Das gelebte Beispiel, die Würde, die Tapferkeit, die demütige Frömmigkeit und Gelassenheit, der Humor dieses vierzig Jahre lang «Liegenden» hat mir und manchen andern geholfen – zu «stehen», durchzustehen, im Spitalalltag und in eigener Anfechtung. Als stilles Vorbild hat er seinen Betreuerinnen und seinen Ärzten kostbaren Unterricht erteilt. Es waren Lektionen in kreativer Krankheitsbewältigung.

So hat sich Frater Brändle in beispielhafter Lebenskunst die Erfüllung seines Jugendwunsches trotz aller Unbill und Behinderung selber errungen: Er ist Missionar geworden. Zwar nicht in fernen Landen, aber – vom Krankenbett aus – im Umkreis jenes privilegierten Spitals, das ihn vierzig Jahre lang betreuen durfte und das sich seiner dankbar erinnert.

Frank Nager

Professor Dr. Frank Nager war von 1971 bis 1994 Chefarzt an der Medizinischen Klinik des Kantonsspitals Luzern und stand durch die regelmässige «Chefarztvisite» in regem Kontakt mit dem «Chefpatienten» Albert Brändle.

Einleitung

klagen und tanzen

«Ich darf ehrlich gestehen:
Ich bin ein glücklicher Mensch,
und ich möchte nicht, dass ich
dieses Leben nicht gelebt hätte.»

Spuren im leeren Krankenzimmer

In der Eingangshalle des grossen Hauptgebäudes des Kantonsspitals herrscht reger Betrieb. Pflegepersonal, Assistenz- und Oberärzte bewegen sich in geschäftigen Schritten durch die Gänge. Bald öffnen sich die Türen zum Lift, der uns in rasantem Tempo zum elften Stock hinauf befördert. Dort bleiben meine Augen für eine Weile bei der Türe des Zimmers mit der Nummer 70 hängen: Auf den ersten Blick erinnert nichts mehr daran, dass hier einst ein kleines Schild auf einen ungewöhnlichen Spitalbewohner aufmerksam machte, der am 25. Oktober 1996 nach seinem während vierzig Jahren geduldig ertragenen Leiden unerwartet gestorben ist.

Wohl noch nie hatte der Tod eines Patienten Conny Steinmann so berührt wie jener von Albert Brändle: Von uns Krankenpflegenden wird verlangt, ja sogar erwartet, mit Leben und Tod gut umgehen zu können. Den Spitalbetrieb – komme, was da wolle – aufrechtzuerhalten. Für die einen mag das leichter von der Hand gehen, für andere hingegen nicht.

Nur ein leeres Spitalzimmer ist zurückgeblieben. Eindrücke von einem Bett auf dem Fussboden und der Schatten einer Pendeluhr, die während vieler Jahre an der Wand aufgehängt war und die Stunden zählte. Doch Conny Steinmann, die Albert Brändle als Krankenschwester die letzten fünf Jahre gepflegt hatte, macht beim Gang durch das Kantonsspital auf die vielen – sichtbaren und unsichtbaren – Spuren aufmerksam, die geblieben sind. Eine kleine Glocke vor dem Stationszimmer, die einst bei der Türe von Albert Brändle hing, erinnert das Pflegepersonal noch immer an die Zeit mit dem Chefpatienten. Ein Mensch hat mit seinem Leben Spuren hinterlassen – vor allem unsichtbare Spuren, denn die «greifbaren» äusserlichen Spuren waren schnell einmal beseitigt.

Er hat doch einen ganz speziellen Platz im Spitalalltag eingenommen. Denn von seinem Zimmer – jenes mit der Nummer 70 – ging eine ganz besondere Atmosphäre aus. Viele empfanden es als eine grüne Oase. Denn seine vielfältigen Pflanzen wurden immer liebevoll von ihm umsorgt und beachtet. Ein Zimmer, in dem man ab und zu wieder einmal so richtig tief Luft holen und auftanken durfte.

Ein denkwürdiges «Jubiläum» war im Oktober 1996 – zehn Tage vor dem Tod von Albert Brändle – der Grund meines Besuchs als Journalist im Kantonsspital, der mir sicher stets in Erinnerung bleiben wird. Bereits das seltsame Schildchen an der Zimmertüre mit der Bezeichnung «Chefpatient» zog damals meine Aufmerksamkeit auf sich. «Chefpatient...?» ging es mir fragend durch den Kopf: Dass es am Luzerner Kantonsspital Chefärzte gibt, war mir durchaus bekannt, aber von Chefpatienten hatte ich bislang noch nie gehört. Alsbald tönte mir aus dem Zimmer ein munterer Pfiff entgegen, das Zeichen zum Eintreten. «Hoher Besuch heute Nachmittag», meinte Albert Brändle mit einem verschmitzten Lächeln im Gesicht. Von Medienleuten besucht zu werden, war für den langjährigen Spitalbewohner in diesen Tagen schon ein Anlass zu besonderer Aufregung. Da durfte natürlich auch der vorgängige Termin beim Spital-Coiffeur nicht fehlen...

Zum vierzigsten Mal jährte sich damals jener Schicksalstag, der im Leben von Albert Brändle eine unerwartete Wende brachte: Am 20. Oktober 1956 überfielen ihn aus heiterem Himmel die Symptome der Kinderlähmung. Nach wenigen Tagen war er vollständig gelähmt. Für den damals 26-jährigen Albert Brändle aus Wohlen im Kanton Aargau, dessen grösster Wunsch es war, als Immenseer Missionar in fremde Länder zu gehen, bedeutete dieser Schicksalsschlag ein böses Erwachen. Drei Jahre lang rang er mit sich und mit Gott, bis er Ja sagen konnte zu seiner Behinderung.

Nur ungern nahm er mehr Pflege in Anspruch, als wirklich nötig war. Es beschäftigte ihn deshalb sehr, als sein Gesundheitszustand sich verschlechterte. Es war für ihn, als ob ein Stück von seiner Freiheit genommen wurde, ein Stück weniger Selbständigkeit, an die er sich in seiner Lage in Demut gewöhnt hatte. Dies machte ihn oft traurig.

Vierzig Jahre später zeigte sich Albert Brändle sehr dankbar dafür, dass er diese schwierige Zeit durchgestanden und in seinem Leben eine neue Aufgabe als Seelsorger im Krankenbett gefunden hatte. «Ich darf ehrlich gestehen», sagte er mit tiefer Überzeugung, «ich bin ein glücklicher Mensch, und ich möchte nicht, dass ich dieses Leben nicht gelebt hätte.» Dieser von innen heraus gelebte Optimismus war im Gespräch mit dem Chefpatienten immer wieder spürbar. Die Kommunikationsschwierigkeiten, die mit der Lähmung unabdingbar verbunden waren, hinderten ihn auch nicht daran, bei jeder passenden Gelegenheit die Besucherinnen und Besucher mit seinem wohltuenden Humor zum Lachen zu bringen.

Während den vierzig Jahren seines Aufenthaltes im Kantonsspital hatte Albert Brändle gelernt, unabänderliche Dinge mit erstaunlicher Gelassenheit zu tragen. Der Glaube und das Gebet waren dabei wichtig für den Patienten, der mit seinem Beispiel auch anderen Kranken und Behinderten auf ihrem schwierigen Weg helfen wollte: nicht der Vergangenheit nachzutrauern, sondern nach einem Schicksalsschlag vorwärts zu schauen und das Beste aus der neuen Lebenssituation zu machen. Etwas von diesem Vertrauen, das Albert Brändle durch sein gelebtes Zeugnis ausstrahlte, kommt in den Worten seines Lieblingspsalms 30 zum Ausdruck, der für ihn gewissermassen zum Lebensmotto wurde: «Herr, mein Gott, ich habe zu dir geschrien, und du hast mich wirklich geheilt. Du hast mein Klagen in Tanzen verwandelt.»

Es war für mich ein grosses Wunder, das er in unserem Spital bewirkte. Ja, ich bewundere ihn für seinen Weg, den er mit seinem Beispiel – gegenüber manch gesunden Leuten – voranging, für seine Kraft und seinen Glauben – aus dem er so viele teilhaben und daraus schöpfen liess. Und für sein wundervolles Wesen, das uns alle berührte.

Über seinen Tod hinaus hat Albert Brändle in den Herzen unzähliger Menschen, die ihm begegnet sind, tiefe Spuren hinterlassen. Das wird in den Äusserungen all jener spürbar, die in Freundschaft mit ihm verbunden waren und auch im Entstehungsprozess des vorliegenden Buches so manche überraschende Episode aus seinem Leben zu erzählen wussten. –

Darin liegt denn auch das Hauptanliegen dieses Buchprojektes: Eine Art «Spurensicherung» vorzunehmen, damit das eindrückliche Lebenszeugnis des Chefpatienten nicht in Vergessenheit gerät, sondern auch anderen Menschen in schwierigen Lebenssituationen Mut machen kann. Es ging uns bei diesem Buch nicht darum, eine abgerundete und ausgewogene Biografie von Albert Brändle zu verfassen. Vielmehr bleibt die vorgenommene Spurensicherung – und das entspricht durchaus dem Konzept, das dem Buch zugrunde liegt – fragmentarisch und unvollständig. Ganz bewusst haben wir deshalb auf eine chronologische Lebenserzählung verzichtet und mit dem Einfügen von kursiv gedruckten Originalzitaten, die vielfältigen Quellen entnommen sind (siehe Anhang), das Fragmentarische noch zusätzlich unterstrichen.

Allen, die den Entstehungsprozess dieses Buches mit viel Ausdauer mitgetragen haben, möchte ich an dieser Stelle von Herzen danken: Theo Bühlmann für seine engagierte Mitarbeit beim aufwändigen Recherchieren und Abfassen der Texte, Georg Anderhub für seine fotografischen Beiträge und das geduldige und kritische Begleiten des anspruchsvollen Schreibprozesses und Othmar Huber für die grafische Gestaltung des Buches. Nicht zuletzt danke ich auch den Freundinnen und Freunden von Albert Brändle sowie seinen Mitbrüdern der Bethlehem Mission Immensee, die sich bereitwillig für Interviews zur Verfügung stellten. Ohne sie wäre dieses Buch nicht zustande gekommen.

Benno Bühlmann, Herausgeber

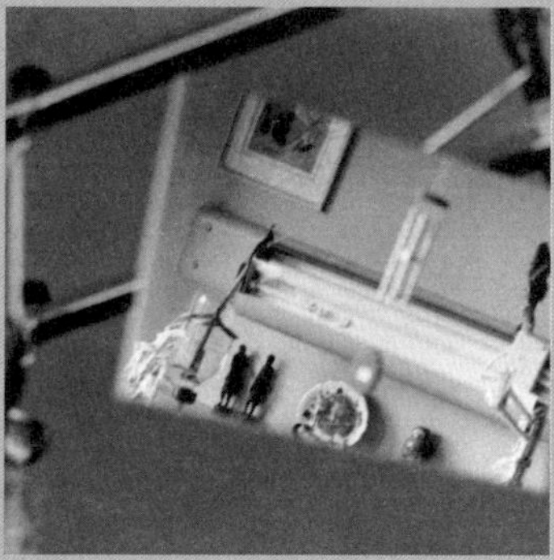

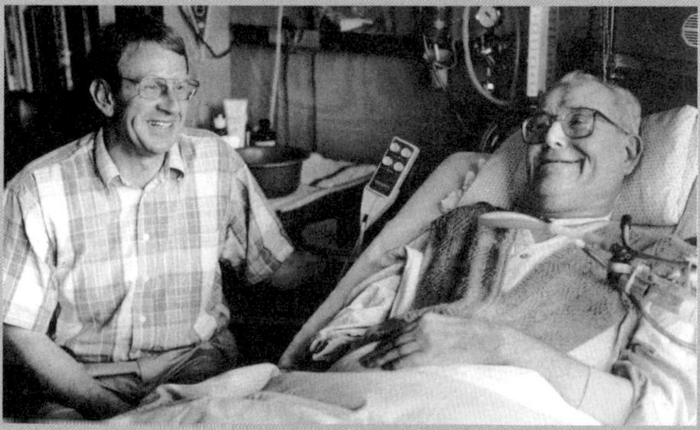

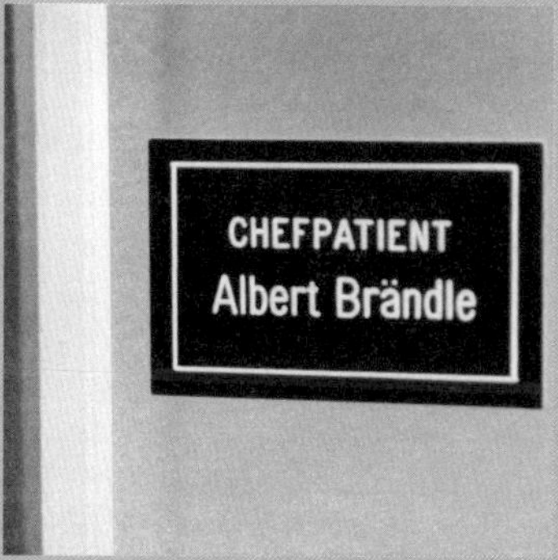
CHEFPATIENT
Albert Brändle

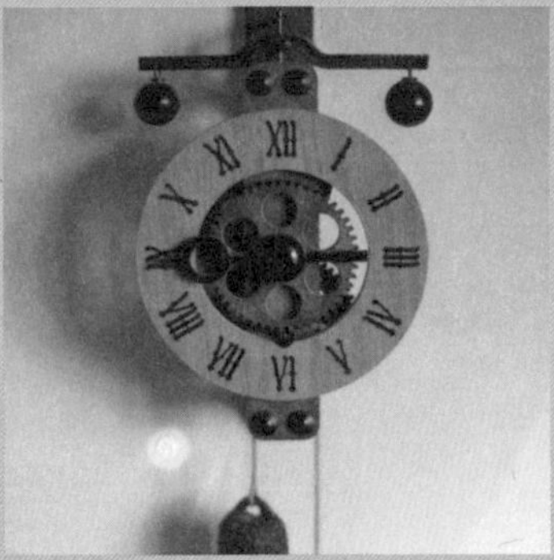

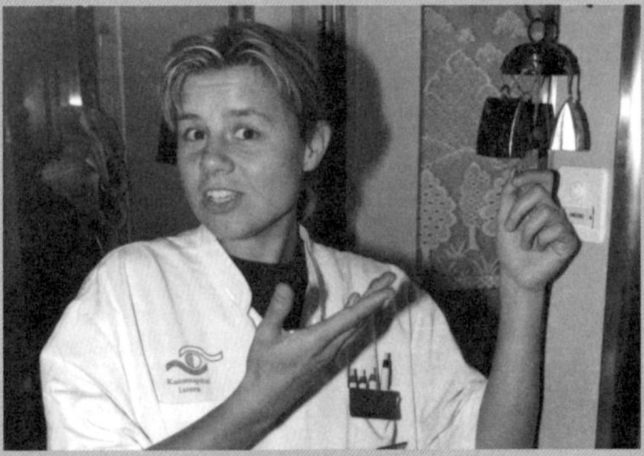

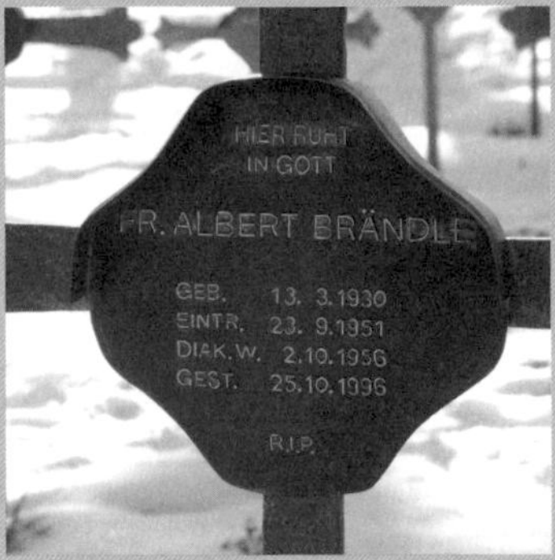
HIER RUHT
IN GOTT
FR. ALBERT BRÄNDLE
GEB. 13. 3.1930
EINTR. 23. 9.1951
DIAK.W. 2.10.1956
GEST. 25.10.1996
R.I.P.

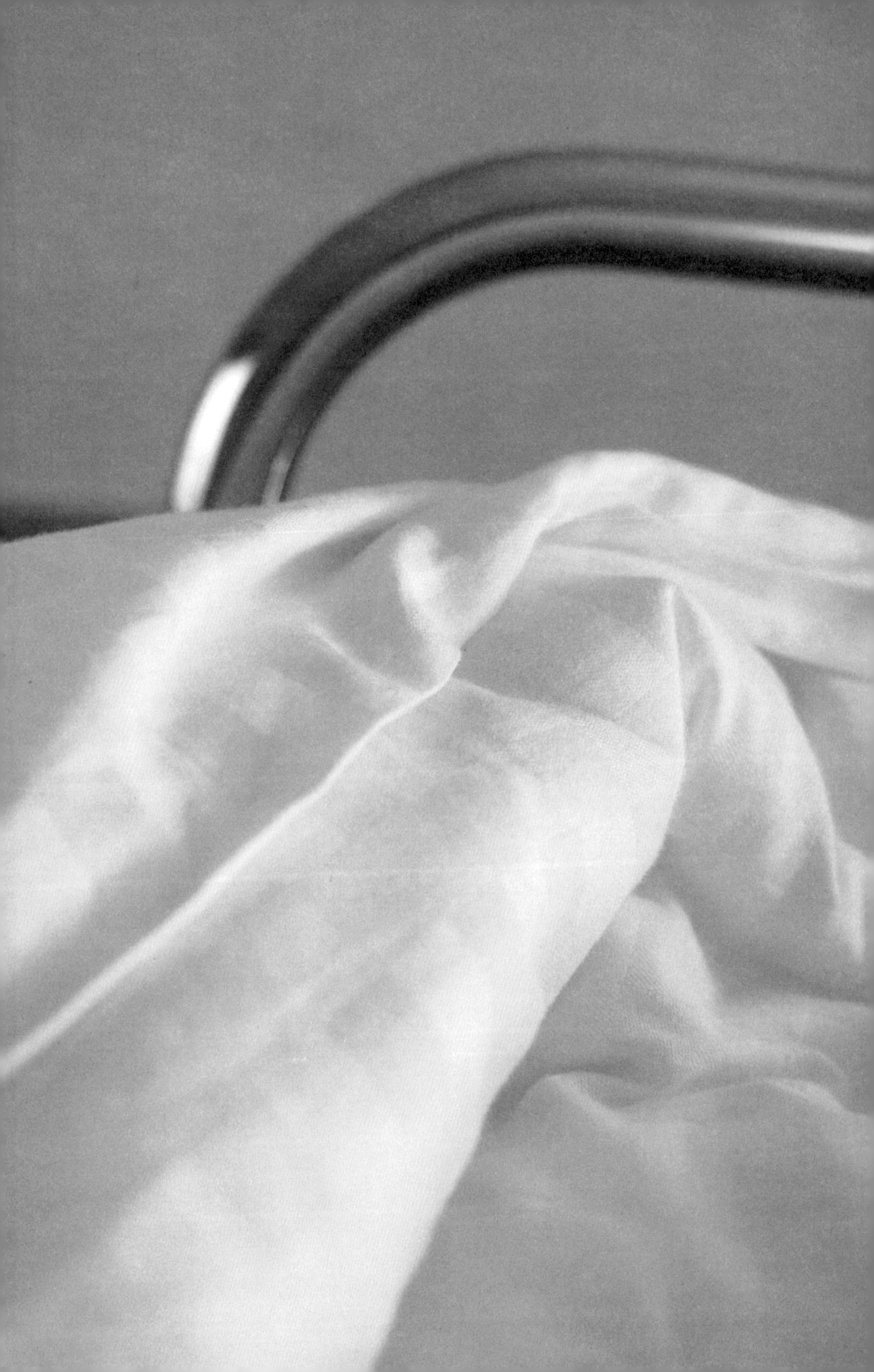

Aus der Bahn geworfen

Vom Kampf zur Versöhnung

Ein Spitalclown etabliert sich

Plötzlicher Schicksalsschlag

resignieren oder hoffen

«Das Kranksein will gelernt werden. Auch in diesem Bereich ist noch kein Meister vom Himmel gefallen.»

Aus der Bahn geworfen

Die Turmuhr der nahen St.-Karli-Kirche hat eben Mitternacht geschlagen. Gespannte Ruhe herrscht in diesen ersten Minuten des 20. Oktobers 1956 bei den Nachtschwestern auf dem zweiten Stock des Kantonsspitals. Was wird sie diesmal erwarten?

Ein junger Student vom Priesterseminar Schöneck wird gleich eintreffen: Verdacht auf Kinderlähmung.

Mit der Krankenwagenbahre wird ein lockenköpfiger Mann hereingetragen. Er kann diese Nacht- und Nebelaktion nicht begreifen, die sein Hausarzt angeordnet hat. Er glaubt wie viele, bloss an einer harmlosen Grippe erkrankt zu sein.

Diese Hoffnung scheint sich beim neuen Patienten vorerst zu bestätigen. In der Nacht muss er zwar heftig erbrechen, fühlt sich tagsüber jedoch recht gut.

Die damals in der Ostschweiz grassierende Polio-Epidemie[1] *füllte ganze Spitalabteilungen. Auch Krankenschwester Lina hatte viele Schicksalsschläge hautnah miterlebt. Ihre Cousine, die Krankenschwester in Luzern war, vermittelte eine neue Stelle: Ihre Station suchte dringend Pflegepersonal. Mitte August, zwei Tage nach der telefonischen Zusage, begann Schwester Lina ihren Dienst am Luzerner Kantonsspital.*

In der zweiten Spitalnacht steigt Albert Brändles Fieber sprunghaft an. Gefühllosigkeit in den Beinen und Armen; Atembeschwerden machen sich plötzlich bemerkbar. Lähmungen steigen langsam auch den Hals hinauf. Sein Zustand erregt Besorgnis.

Die Ereignisse überschlagen sich. Über Nacht wird der junge Mann völlig gelähmt. Um ihn vor dem Ersticken zu retten, muss am folgenden Morgen unterhalb seines Kehlkopfes ein Luftröhrenschnitt gemacht und der Patient an den Beatmungsapparat angeschlossen werden. Doch davon weiss Albert Brändle nichts mehr: Er ist in tiefe Bewusstlosigkeit gesunken. Verursacht hat sie eine Hirnhautentzündung, die ihn bis an den Rand des Todes bringt.

---

[1] Polio ist die gängige Abkürzung für Poliomyelitis, den medizinischen Begriff für Kinderlähmung.

Die Kinderlähmung begleitete Schwester Linas Arbeitsalltag weiterhin: Nach ihrem Umzug erreichte eine Epidemiewelle – eine wirksame Impfung sollte es erst zwei Jahre später geben – die Zentralschweiz.

Nach vierzehn Tagen kommt der 26-jährige Mann, der drei Wochen vor der Spitaleinweisung die Diakonatsweihe empfangen hatte, langsam zu sich. Ein grausiges Erwachen: Stück um Stück gilt es zu begreifen, dass er wohl nie mehr gesund wird und vermutlich darauf verzichten muss, Priester zu werden.

Albert Brändles Lähmungen gehen trotz Medikamenten, Wickeln und Therapien nur wenig zurück. Er liegt die meiste Zeit bewegungslos im Bett, fühlt sich fremd in seinem Körper. Er kann nicht selbständig essen. Abwechselnd mit andern gibt ihm Schwester Lina die Nahrung ein. Anfänglich erträgt er nur Breikost; das Schlucken muss schmerzhaft wiedererlernt werden. Oft kommt alles durch die Nase wieder hoch. Es ist zum Verzweifeln. Auch das Wasserlösen und der Stuhlgang sind zur mühsamen Prozedur im Bett geworden. Es ist, als entwachse ich allmählich wieder dem Säuglingsstadium, meint Albert Brändle einmal ironisch.

Die Eltern sind sein erster Besuch. Am 12. November berichtet seine Mutter: Albert sieht nicht schlecht aus, ist aber furchtbar mager. Man muss ihm von den Lippen ablesen. Und wenn man ihn nicht versteht, so geht eine Traurigkeit über sein Gesicht.

Die schlimmste Umstellung ist das Atmen. Die ersten Monate ist er voll auf die Maschine angewiesen. Ihr immer und immer sich wiederholendes Geräusch beschert ihm schlaflose Nächte. Die Lösung für dieses eine Problem ist glücklicherweise rasch zur Hand: Oropax. Viel mühsamer ist, dass die Kanüle in der Luftröhre jeden Tag mehrmals herausgenommen und gereinigt werden muss, weil sich Sekret festsetzt. Die Abhängigkeit von der eisernen Lunge abzubauen bringt mehr Lebensqualität. Sie ist jedoch nur mit Schwerstarbeit zu verdienen: Albert Brändle muss die Zwerchfellatmung ohne Apparat üben, zuerst minutenweise – und allmählich immer länger. Er gerät dabei oft in panische Angst, und Schwester Lina muss sofort das Atemgerät wieder anschliessen.

Sie wurde ihm – für zwei Jahre – als ständige Pflegerin zugeteilt. Schwester Lina fand in Polio-Patienten wie Albert Brändle einen Teil ihrer Lebensaufgabe.

Der einst so vitale junge Mann entpuppt sich als zäh und findet: Das Kranksein will gelernt werden. Auch in diesem Bereich ist noch kein Meister vom Himmel gefallen. Und er tut alles, um ein solcher zu werden. So können wir erahnen, was es bedeutet, wenn Albert Brändle Ende März 1957 nicht ohne Stolz verkündet: Ich bringe es nun täglich schon auf zwölf Stunden ohne Atemapparat!

Auch sonst macht er Fortschritte. Er kann den Arm und die Hand rechts und seinen Kopf wieder etwas bewegen. Auch im linken Arm und in der Rückenmuskulatur ist allmählich etwas Leben spürbar. Nur die Beine beklagt er: Sie liegen immer noch wie zwei Holzklötze da.

Vom Kampf zur Versöhnung

Noch immer kann es Albert Brändle nicht wirklich wahrhaben, definitiv ans Spitalbett gefesselt zu sein. Dies passt einfach nicht zu einem Mann, der als Theologiestudent gerade erst begonnen hat, seinen jugendlichen Übermut zu zähmen.

Er fühlt sich zerschlagen, wie ein gefällter Baum, abgesägt, vom Leben getrennt, umgelegt, zu nichts mehr nütze. Andern zur Last geworden.

Herr, Gott meines Lebens,
zu dir schreie ich bei Tag und bei Nacht.
Mein Herz ist randvoll von Leid,
mein Leben ist dem Totenreich nahe,
ich bin wie ein Mann, dem alle Kraft genommen.

Er fühlt sich ausgeliefert, total abhängig. Er ist ein Gefangener, eingesperrt in seinen eigenen Körper. Kann beim Brevierbeten nicht mal mehr die Seiten selber blättern. Warum, Gott? Tausendmal stellte er sich die Frage: Warum gerade ich? Er, der ab 1944 im Gymnasium in Immensee und ab 1950 im Seminar Schöneck bei Emmetten als Humorist und guter Sänger geschätzt war. Der von sich selbst sagt, dass er mehr ein Wildfang als ein frommer und fleissiger Student gewesen ist.

Welchen Sinn macht ein solches Leben? Es besteht aus Schmerzen, Leiden. Der Tag ist gefüllt von hundert Mühseligkeiten. Wozu? Ein Loch bohrt sich in sein Glaubensgebäude. Eine dunkle Leere aus Zweifel und Verzweiflung. Er kämpft gegen aufsteigende Gefühle von Bitterkeit und Groll. Studentenkollegen sind bestürzt, Albert Brändle gelähmt zu sehen. Ihn, die Unternehmungslust in Person. Der einst auf einer Bergtour im Simplongebiet den Sturz in eine Gletscherspalte unbeschadet überstanden hat!

Warum, Herr, wirfst du mich weg?
Warum verbirgst du dein Antlitz vor mir?
Gebrochen bin ich, und todkrank in meiner Jugend,
ich trage deine Schrecken und ich bin zerquält.

Albert Brändle erfährt, dass am selben Tag, an dem bei ihm der Luftröhrenschnitt gemacht wurde, der Eingriff auch bei einem Familienvater nötig war. Dieser starb an den Folgen der Kinderlähmung und hinterliess eine Frau und vier Kinder. Seither fragt sich Albert Brändle immer wieder: Warum hat Gott nicht mich sterben lassen? Dennoch steigt in ihm immer wieder ein Hoffnungsfunke auf. Mit seinem unbändigen Lebensdrang sträubt er sich dagegen, Dauerpatient zu sein: Gott hätte die Macht, ein Wunder geschehen zu lassen!

Am meisten schmerzt ihn, seinen tiefen Wunsch loszulassen, den er schon mit dreizehn Jahren geäussert hatte: als Priester in ein fernes Land zu ziehen und Menschen die Botschaft Christi zu bringen. Mit der geistlichen Sendung waren auch Abenteuer- und Freiheitsfantasien verknüpft. Albert Brändle stellte sich immer wieder vor, wie es wohl sein würde, im Busch draussen – in den Weiten Afrikas oder Südamerikas – auf einem Pferd zu reiten.

Besonders als der Tag der Priesterweihe naht, leidet er. Als er am Samstagabend des 18. Mai 1957 die Glocken läuten hört, kommen ihm die Tränen. Am Sonntag werden vier seiner Mitbrüder zu Priestern geweiht. Nach ihrer Weihe in Immensee besuchen sie ihn im Kantonsspital und geben ihm an seinem Bett den Primizsegen. Da schüttelt es ihn. Die Neupriester versuchen ihn zu trösten. Doch am ehesten findet er Zuflucht in den Worten, die er am Radio gehört hat:

Denk, dass der Herr es also will,
der fesselt und befreit…
Er legt auf keine Schulter mehr,
als sie ertragen kann.
Er weiss es, was das Beste ist…
gib dich mutig drein.

Als Albert Brändle unausweichlich klar wird, dass sich sein körperlicher Zustand nur unwesentlich verbessern wird, gelangt er an den Tiefpunkt seiner psychischen Verfassung. SpitalbesucherInnen muntern ihn zwar auf; trotzdem bleibt ihnen seine seelische Krise weitgehend verborgen. Das Pflegepersonal hingegen erlebt seinen Zusammenbruch hautnah. Vor allem Schwester Lina, ihre Cousine und Schwester Maria-Andrea trocknen in dieser Zeit oft Tränen und spenden Trost. Viele Gespräche sind nötig, damit Albert Brändle den Schicksalsschlag innerlich verarbeiten kann. Das Gute-Nacht-Sagen dauert oft lange. Nicht selten besucht ihn eine der Krankenschwestern nach Dienstschluss und bleibt in den Dialog vertieft bis gegen Mitternacht bei ihm.

Meine Gnade genügt dir,
denn meine Kraft
vollendet sich in deiner Schwachheit.

Der innere Kampf dauert drei Jahre. Dann endlich kann Albert Brändle sein Los, ans Bett und an den Rollstuhl gefesselt zu sein, wirklich annehmen. Letztlich bekommt er sein inneres Lot und neuen Lebensmut von oben. Er findet zu einem unerschütterlichen Gottvertrauen. Er fühlt sich seither aufgehoben in Gottes Hand. Ja, er kommt zur Gewissheit, dass die Kinderlähmung ein Teil des Weges ist, der zu seiner Lebensaufgabe führt.

Ein Spitalclown etabliert sich

Eines Morgens staunt Schwester Lina nicht schlecht, als sie ins Zimmer von Albert Brändle tritt. Sie hat Frühdienst und löst Schwester Päuli ab. Ist da nicht ein Ansatz von Schalk über das Gesicht der abtretenden Nachtwache gehuscht?

Verblüfft steht Schwester Lina nun am brändleschen Bett und schiebt einen improvisierten Leintuchvorhang auf die Seite. Dann bricht sie in schallendes Lachen aus. Eine etwas altmodisch angezogene, stolze Wöchnerin liegt da, über der Stirn mit «Nachthübli» garniert, links und rechts ein frisch geborenes Baby im Arm. Auch sie sind natürlich auf den ersten Blick als unecht erkennbar. Aber Schwester Lina kann fast nicht begreifen, dass er in seinem Zustand ...

Es entspricht keineswegs der Realität, dass Albert Brändle zuerst der innern Klärung bedurfte, um sich wieder seiner Umwelt zuzuwenden. Überhaupt fand Schwester Lina es erstaunlich und nur durch sein Naturell erklärbar, dass er auch in Zeiten tiefer Not für Spässe und Unterhaltung sorgen konnte.

Vorerst hat die Winterthurerin nicht mitbekommen, was für eine Luzernerin wie Schwester Päuli die Fastnacht bedeutet, die zurzeit in vollem Gange ist. Da ist sie auch im Dienst für närrische Ideen zu haben. Und Schwester Lina hat auch nicht damit gerechnet, dass ihr

Patient als geborener Spassmacher durch das Treiben vor der Fastenzeit zusätzlich animiert wird – auch in seinem schwierigen ersten Spitaljahr.

Vielleicht wirkte sein unverwechselbarer Humor ja als gute Präventiv- und Alternativmedizin, um in Krisenzeiten nicht depressiv zu werden.

Am nächsten Morgen geht's schon wieder los: In Albert Brändles Zimmer fühlt sich Schwester Lina für einen Sekundenbruchteil leicht bedroht. Da liegt der bedauernswerte Kranke mit einer Dächlikappe auf dem Kopf, in der Visage eine grässliche Nase und einen grossen Schnauz, und hält einen Furcht erregenden Revolver in seiner gelähmten Hand: Ein Gangster im Spitalbett!

Später war es dem Klinikpersonal in Fleisch und Blut übergegangen, dass man vor Albert Brändles Streichen nie sicher sein konnte. Schwester Lina sagt rückblickend: Ich habe in meinem Leben nie so viel gelacht wie auf dieser Abteilung, obwohl wir mit so viel Schwerem zu tun hatten.

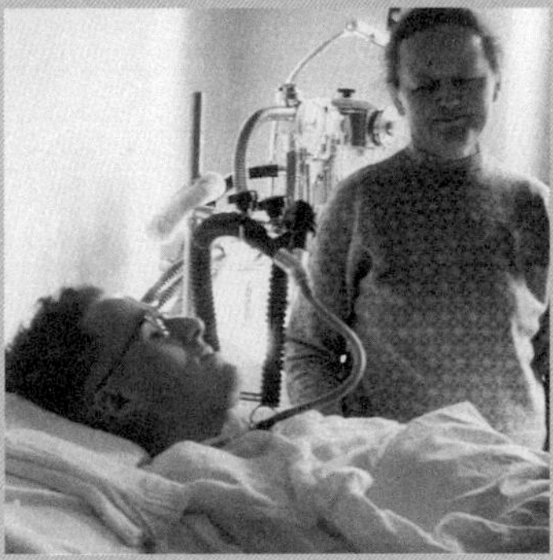

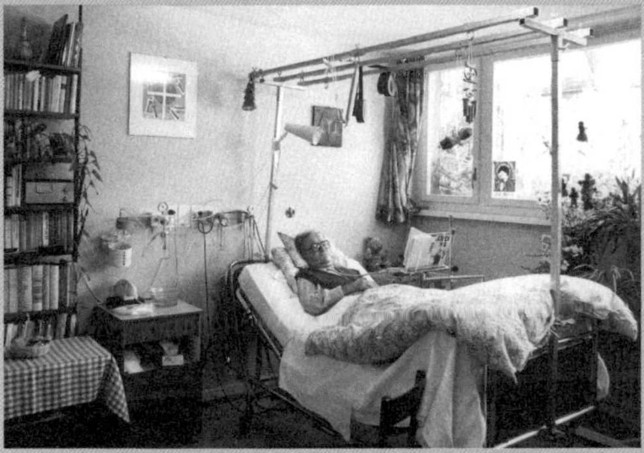

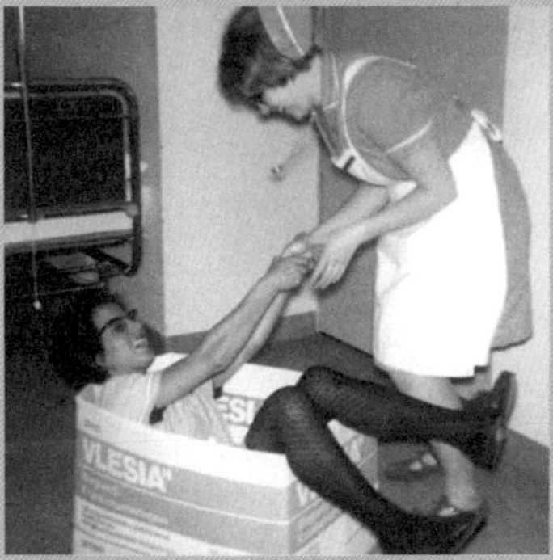
VLESIA

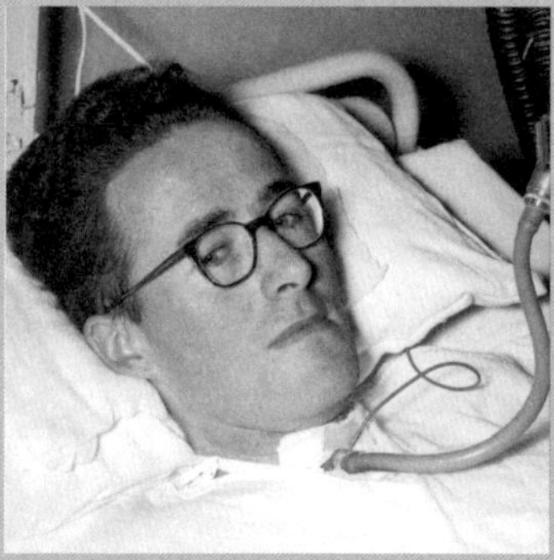

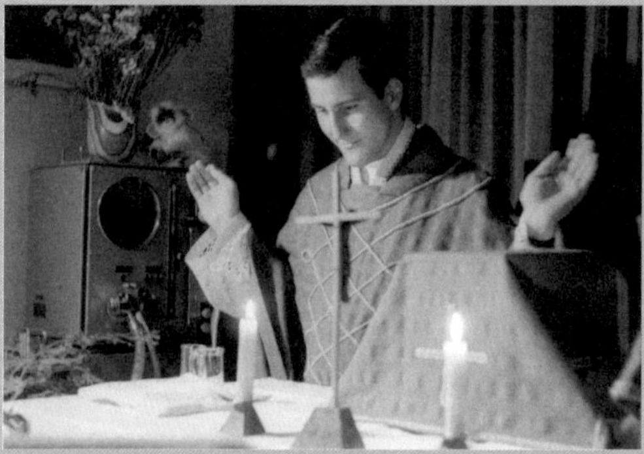

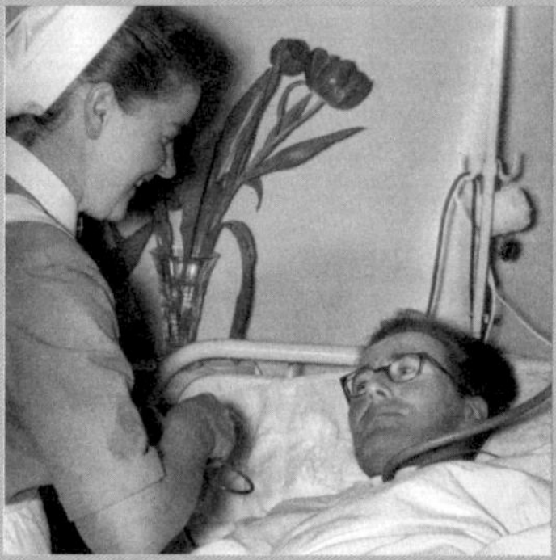

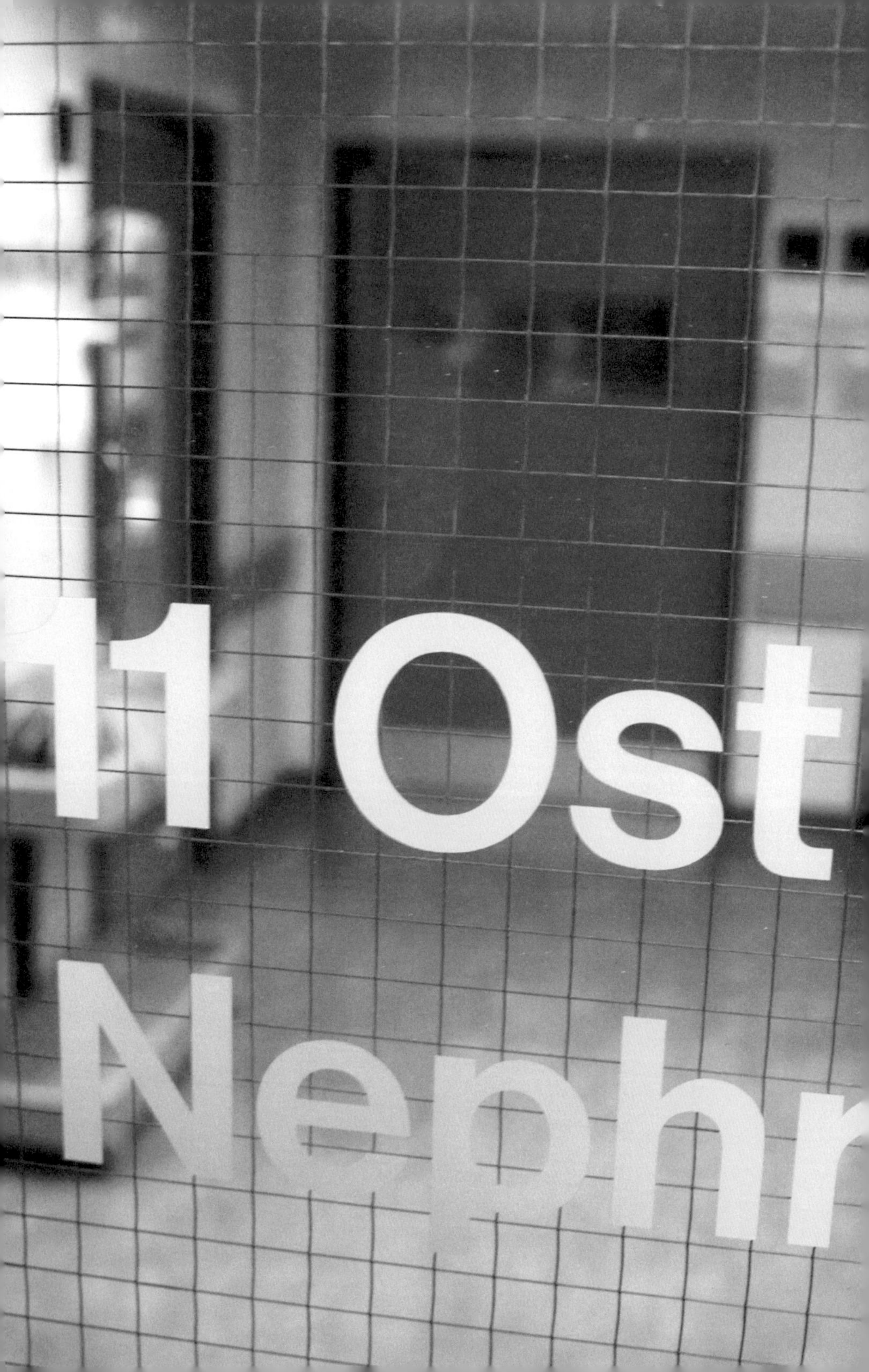
11 Ost
Nephr

Fraterdienst beim Chefpatienten

Die geliebte Rösti mit Spiegelei

1000 Briefe, getippt im Einfingertakt

Wöchentliches Ratespiel mit Chefärzten

Alltag im Spital

leiden oder lachen

«Spinne am Morgen,
dann hast du’s hinter dir!»

Fraterdienst beim Chefpatienten

Wieder ist eine Nacht vergangen. Draussen kündigt die Morgendämmerung einen neuen Tag an. Drinnen im Spitalzimmer hört man das stetige Ticken der Uhr an der Wand. In regelmässigem Takt bewegt sich das Pendel hin und her. Es ruft in Erinnerung, dass die Zeit nicht stehen geblieben ist. Unermüdlich zählt die Uhr die Minuten, die Stunden, die Tage und die Wochen – und bleibt stets geduldig, auch wenn der Patient im Spitalbett mit seiner Geduld bisweilen an Grenzen stösst.

Dieser Zustand, dieses Kranksein ist ein 24-Stunden-Job, ohne Urlaub und Feierabend. Lautlos, schmerzlos, hoffnungslos.

Immerhin hat im Laufe der Zeit das Zimmer von Albert Brändle ein eigenes Gesicht erhalten. Aus dem unpersönlichen Spitalzimmer ist eine Wohnung im Kleinformat geworden: Rund um das lindengrün bezogene Bett hängen, stehen oder liegen inzwischen Dutzende von Erinnerungsstücken von Freunden und Bekannten. Zwei Gestelle sind mit Büchern überfüllt. Am Fenster hängt eine Marionette, darunter entfaltet sich ein halber Garten mit wohltuender Blütenpracht, und über dem Bett bewegt sich sanft ein von Kinderhand gebasteltes Mobile. All diese Gegenstände haben ihre eigene Geschichte. Zu allen weiss Albert etwas zu erzählen.

Ein wichtiges Detail für den Chefpatienten ist der leicht abgewinkelte Spiegel, der über dem Bett befestigt ist: Dieser ermöglicht es ihm, vom Bett aus zum Rotsee hinunter zu blicken, wo sich in diesen Tag das Laub der Bäume in den buntesten Farben präsentiert.

Ich sitze oder liege, unfähig, auch nur den kleinen Finger zu rühren. Bald munter, bald nachdenklich, bald traurig. Neidisch auf alles, was kreucht und fleucht. Jeder Stubenfliege ausgeliefert. Immerzu auf Geduld und Zuverlässigkeit, auf Hände und Füsse der Mitmenschen angewiesen.

Bereits um 7 Uhr beginnt für Albert Brändle das bis ins Detail strukturierte Tagesprogramm. Conny Steinmann, die an diesem Tag

Dienst hat, wird beim Betreten des Zimmers vom Chefpatienten wie üblich mit einem schalkhaften Lächeln begrüsst. «Spinne am Morgen, dann hast du's hinter dir!» lautet ein Spruch auf einem kleinen Tontäfelchen, das auf Wunsch von Albert Brändle über dem Lichtschalter angebracht wurde. Conny Steinmann findet diesen Satz bezeichnend für Albert Brändle, der sich schon am frühen Morgen immer wieder mit träfen Sprüchen bemerkbar macht.

Zuallererst muss das Radio eingeschaltet werden. Albert Brändle legt Wert darauf, über das aktuelle Geschehen in der Welt informiert zu sein. Neben dem Eingeben des Frühstücks nimmt auch das morgendliche Waschritual einige Zeit in Anspruch und verlangt von den Pflegenden viel Erfahrung und Einfühlungsvermögen. Für die Morgentoilette sind spezielle Hilfsmittel und Utensilien erforderlich, damit keine schmerzhaften Druckstellen entstehen. Als besonders anspruchsvoll erweist sich das regelmässige Absaugen von Schleim – eine Massnahme, die für Albert Brändle überlebensnotwendig ist und die täglich mehr als ein Dutzend Mal vorgenommen werden muss: Nur so kann das Funktionieren von Luft- und Speiseröhre gewährleistet werden.

Du fühlst dich in diesen Tagen schwach und matt; du hättest am liebsten nur noch geschlafen. Aber der Spitalbetrieb diktierte dir einen andern Lebensrhythmus, und es blieb dir nichts anderes übrig, als dich in das Unvermeidliche zu fügen. Nun hast du wenigstens Zeit! Vielleicht zum ersten Mal in deinem Leben hast du Zeit, um über tiefere Zusammenhänge nachzudenken.

Das Pflegepersonal auf der Abteilung 11 Ost ist sich gewohnt, ihren langjährigen Patienten mit «Frater Brändle»[1] anzusprechen. Conny Steinmann, die seit dem Abschluss der Diplommittelschule am Luzerner Kantonsspital als Schwesternhilfe tätig ist, findet diese Anrede sympathisch: Sie liebt es, den Chefpatienten am Morgen mit «Frater Brändle» anstelle des mehr formellen «Herr Brändle» begrüssen zu können.

Und so hat sich inzwischen auf der Abteilung ganz selbstverständlich eingebürgert, dass das Pflegepersonal seine Arbeiten bei

[1] Frater = lateinisch Bruder (übliche Bezeichnung für die Laienbrüder eines Mönchsordens).

Albert Brändle als «Fraterdienst» bezeichnet. Um die Einführung von Praktikantinnen zu erleichtern, hat Conny Steinmann gar einen detaillierten Dienstplan mit der Überschrift «Fraterdienst» erstellt, wo die zahlreichen Handreichungen und Arbeitsschritte während des Tages festgehalten sind.

Nicht allen Pflegenden ist es gleich zu Anfang wohl in der Nähe von Albert Brändle. Oft wissen sie nicht recht, wie sie mit ihm und seiner Behinderung umgehen sollen. Doch Albert Brändle versteht es bestens, den Leuten die Ängste und Hemmungen mit flotten Sprüchen zu nehmen. Mit seinem Humor und seinem Wesen macht er es ihnen leichter, die anstehenden Arbeiten bei ihm zu verrichten.

Die geliebte Rösti mit Spiegelei

Obwohl Albert Brändle für jede kleine Alltagshandlung auf die Hilfe anderer Menschen angewiesen ist, bewältigt er täglich sein beeindruckendes Programm. Am Vormittag liest er die Zeitung – eine Tätigkeit, die sich für einen fast vollständig Gelähmten als äusserst anspruchsvoll erweist: Um ihm die Lektüre von Zeitungen und Büchern zu ermöglichen, hat man über seinem Bett eine ausgeklügelte Konstruktion montiert, die als Leseständer dient. Lesen, immer wieder lesen muss Albert, wenn er allein in seinem Zimmer liegt. Neben Tages- und Wochenzeitungen, religiösen Schriften und der Satirezeitschrift «Nebelspalter» stossen auch Bücher bei ihm auf reges Interesse. Er liest gelegentlich Romane, widmet sich dazwischen jedoch auch dem Studium eines theologischen Buches oder beschäftigt sich mit Kirchengeschichte. Anhand von Prospekten lässt er sich hie und da auf Reisen in fremde Länder entführen und frischt so, wie er selber meint, seine «verstaubten Geografiekenntnisse» auf. Während seiner Lektüre wird er immer wieder mal durch das Klingeln des Telefons oder Besuche unterbrochen. Es sind Dutzende von Bekannten und Freunden, die den Weg in sein Zimmer finden – junge und alte, Verwandte, Mitbrüder, Behinderte. Im Gespräch mit ihm erfahren sie, wie sehr er den Puls des Lebens fühlt.

Ich verdanke es tüchtigen Ärzten, sorgenden Schwestern und Angestellten, dass sich mein Zustand über einige Jahre hin etwas gebessert hat. Ich kann weder gehen noch überhaupt stehen. Ich kann nur für Stunden selbständig, ohne Apparat, atmen. Aber ich durfte nach den ersten drei Jahren wieder lernen, die Blätter der Bücher selbst umzuwenden.

Inzwischen ist es 11 Uhr geworden. Da Albert Brändle an diesem Tag Journalistenbesuch erwartet, unterbricht er sein Arbeitsprogramm. Er geniesst es, dass ihm für einmal während des Mittagessens, das um 11.30 Uhr serviert wird, ein ungewöhnlich neugieriger Gast Gesellschaft leistet. Zur Feier des Tages steht eine spezielle Mahlzeit auf dem Speiseplan des Chefpatienten: Zur Vorspeise gibt's Nüsslisalat. Dann folgt Rösti mit Spiegelei, dazu Spinat, und zum Dessert Vermicelles. Albert liebt dieses Menü. Und er kann es nicht lassen, im Anschluss an das Mahl auch noch den passenden Witz zu liefern. Dieser sei übrigens nicht zur Veröffentlichung bestimmt, gibt Albert zu verstehen, da «nicht ganz stubenrein».

Beim Essen ist der Chefpatient stets auf fremde Hilfe angewiesen, und es gibt auch Mahlzeiten, die ihm wegen seiner Schlucklähmung Probleme bereiten: Beim Essen von Reisgerichten muss er aufpassen, dass die Körner nicht im Hals stecken bleiben.

Im Grunde genommen geht es mir eigentlich gut. Ich habe alles zum Leben Notwendige, nur bin ich nicht gerade gut auf den Beinen, und die Schnaufe läuft auch noch nicht immer selbständig. Dafür habe ich wieder manchen Vorteil, den ein Gesunder nicht kennt: das Frühstück wird mir ins Bett gebracht, ich darf dreimal pro Woche baden, ich empfange viele hohe Besuche, ich darf jeden Tag zwei Stunden schaukeln und leite vom Bett aus einen ganzen Konvent.[2]

[2] Mehr zum erwähnten «Konvent» ist im Kapitel 7 zu erfahren («glauben und zweifeln»).

1000 Briefe, getippt im Einfingertakt

Nach dem Mittagessen gönnt sich Albert Brändle noch etwas Zeit zum Ausruhen, doch bald schon folgt die Fortsetzung seines Tagesprogramms. Für den Nachmittag hat der Chefpatient seine eigenen «Bürozeiten» festgelegt, die für anstehende Schreibarbeiten reserviert sind. Bereits um 12.30 Uhr beginnt Conny Steinmann die erforderliche Infrastruktur herzurichten: Inzwischen hat Albert Brändle sogar gelernt, mit Hilfe einer einfachen Vorrichtung auf einer elektrischen Schreibmaschine selbst zu schreiben. Dazu benötigt er eine spezielle Aufhängevorrichtung und ein kleines Hölzchen, das mit einem Gummi am Mittelfinger befestigt wird. Gegen 1000 Briefe sind es jährlich, die er im Einfingertakt tippt und an Menschen verschickt, die sich über seine Worte der Ermutigung freuen. Auf diese Weise will er weiterhin als «Diakon» (Diener) tätig sein, indem er anderen Menschen in unzähligen Briefkontakten Freude, Kraft und Mut schenkt. Nun ist das Schreiben mein Hobby, mein Beruf, mein Leben geworden, erklärt Albert und fügt nicht ohne Stolz hinzu: Jeder Tag bringt mir kleine und grosse Bündel Briefe, und jeden Tag sende ich Briefe in die weite Welt. Viele Kranke darf ich auf diesem Weg trösten, viele Invalide aufrichten, sogar viele Gesunde beraten.

Bei mir stand das abgelaufene Berichtsjahr im Zeichen der Automation und der Rationalisierung des Betriebes. Im Verlaufe des letzten Jahres habe ich mich von einem hilfsbedürftigen Passivisten zu einem hilfsbereiten Aktivisten durchgemausert. Ich sah mich deshalb einfach genötigt, meinen Betrieb zu verbessern und Zeit und Arbeit anders einzuteilen...

Der Chefpatient ist froh, dass ihm bei seinen Schreibarbeiten, die in der Regel bis nach 16 Uhr dauern, jeweils eine «Sekretärin» zur Seite steht: Drei Frauen stehen als Freiwillige für ihn im Einsatz. Ihre Aufgabe ist es, die ankommende Post zu sortieren, Briefe zu öffnen und vorzulesen. Sie helfen Albert Brändle, für seine Korrespondenz das Papier in die Schreibmaschine einzulegen, sie adressieren und frankieren die Couverts und bringen sie anschliessend zur Post.

Wöchentliches Ratespiel mit Chefärzten

Gegen 16.30 Uhr klopft es ein weiteres Mal an der Zimmertür des Chefpatienten. Albert Brändle weiss, dass an diesem Tag mit hochrangigem Besuch zu rechnen ist, denn einmal pro Woche findet die berühmte «Chefarztvisite» statt, die Albert Brändle auch schon scherzhaft als ärztliches «Pontifikalamt» bezeichnet hat.

Jetzt ist es wieder so weit: Ein ganzer Tross von Leuten in weissen Kitteln steht in seinem Zimmer. Den Chefarzt, begleitet von Oberarzt, Assistenzart, Oberpfleger und Stationsschwester, erwartet bei dieser Gelegenheit ein Ritual der besonderen Art: Albert Brändle hat auf seinem Plattenspieler bereits frühzeitig eine Platte aus seiner umfangreichen Sammlung auflegen lassen. Zum Empfang des mit Spannung erwarteten Besuchs lässt Albert Brändle schon mal ein Musikstück abspielen.

Nach dem kurzen medizinischen Teil der Chefarztvisite (es ist nicht die Art des Chefpatienten, seine Krankheit wichtig zu nehmen und über seinen Gesundheitszustand zu jammern) kommt das Wichtigste: Ein von Albert Brändle bestens vorbereites Quiz, mit dem die beiden Chefärzte – abwechslungsweise sind es Prof. Frank Nager und Prof. Bruno Truniger – auf die Probe gestellt werden.

Frank Nager wartet bereits gespannt darauf, mit was für einem Musikstück der Chefpatient heute aufwarten wird... Auf Grund seiner bisherigen Besuche weiss er: Albert Brändles Spezialgebiet ist die Barockmusik. Und so hat er dem Chefarzt in den vergangenen Jahren denn auch schon manche weniger bekannte Barockperle nahegebracht

– von Händel bis Fasch, von Telemann bis Vivaldi, von Vater Bach bis zu seinen Söhnen. Natürlich dreht Frank Nager hin und wieder auch den Spiess um und legt eine von ihm mitgebrachte Platte mit Musikstücken auf, deren Komponist «Frater Brändle» zu erraten hat. In den meisten Fällen trifft er mit seiner Antwort ins Schwarze.

An diesem Tag scheint die Sache mit dem Quiz die musikalische Allgemeinbildung der Chefärzte bei weitem zu übersteigen. Doch die unkonventionelle Nachhilfelektion von Albert Brändle zeigt Wirkung! Selbst der Patient im Nebenzimmer runzelt verwundert die Stirn: Was ist wohl der Grund für das laute Gelächter, das da so unvermittelt von nebenan zu vernehmen ist? – Wenig später erfährt er die Ursache, weshalb in diesem Moment die Lachmuskeln der versammelten Chef- und Oberärzte derart strapaziert wurden: Wider Erwarten bekommen sie an diesem Spätnachmittag aus den Lautsprecherboxen des Chefpatienten nicht die harmonischen Klänge von Georg Philipp Telemann, eines seiner Lieblingskomponisten, zu hören. Stattdessen ertönt auf einmal ein schrecklich falsch gespieltes Stück einer kakophonisch-humoristischen Langspielplatte: Es handelt sich um eine der wenigen Schalkplatten aus der Sammlung von Albert Brändle, die für Zeitgenossen mit einer Vorliebe für besonders «schräge» Töne konzipiert wurde. Sie trägt den Titel «Chaoskonzert» und wird künftig am Kantonsspital noch bei mancher Gelegenheit für heitere Unterhaltung sorgen.

Die Wirkung, die Albert Brändle mit seinem obligaten Musik-Quiz bei seinen Chefärzten hinterlässt, ist nachhaltig: Nach Jahren noch erinnert sich Dr. Frank Nager beim Hören von Georg Friedrich Händel an die Besuche beim Chefpatienten: Wenn er etwa die heitere Gelassenheit des Menuetto im Concerto grosso Nr. 2 in B-Dur op. 3 auf sich wirken lässt, denkt er dankbar an «Frater Brändle» und seine trotz schwerem Schicksal so heitere, fromme, lebensbejahende und menschenfreundliche Wesensart.

Auch für Albert Brändle bringt die wöchentliche Chefarztvisite die willkommene Abwechslung zum ansonsten eher grauen Spitalalltag. Noch lange denkt er an diesem Abend an die verdutzten

Gesichter der Ärzteschar, die vor wenigen Stunden um sein Bett versammelt war. Um 20.30 Uhr schaut nochmals die Nachtschwester beim Chefpatienten vorbei und wünscht ihm eine gute Nacht. Und Albert Brändle erwidert ihren Wunsch mit dem für ihn typischen schalkhaften Lächeln, das jeden weiteren Kommentar überflüssig macht...

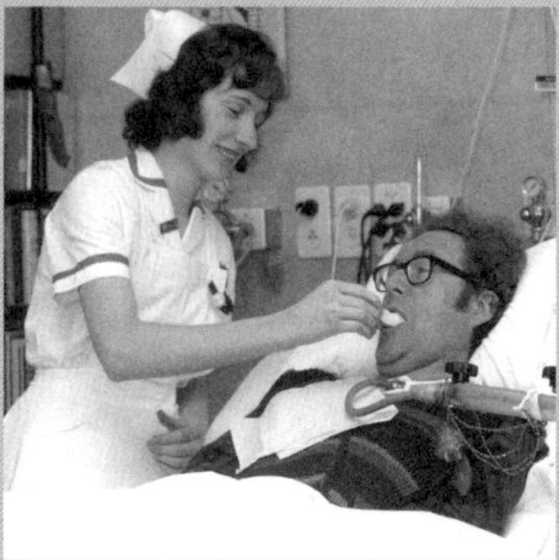

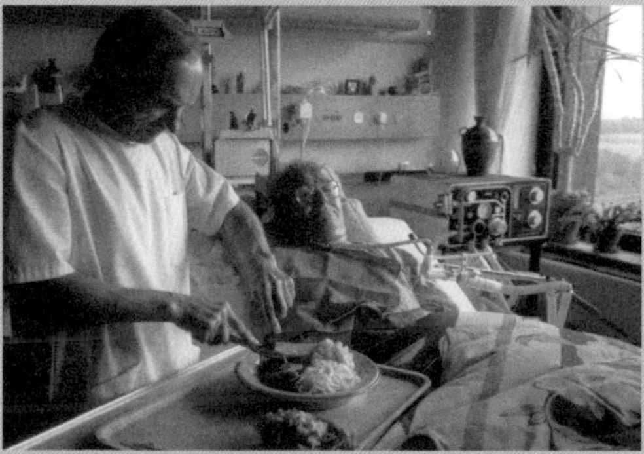

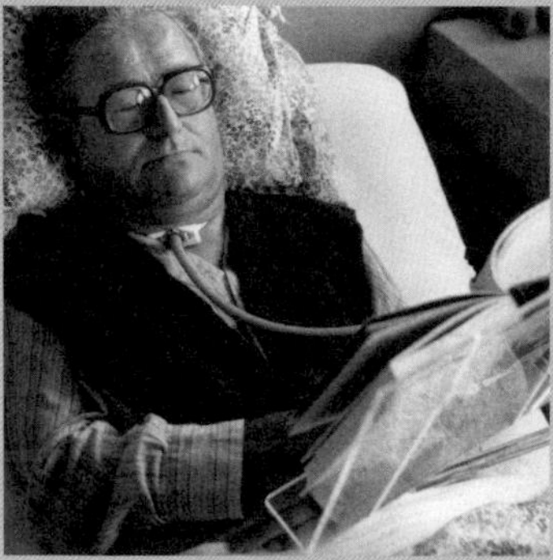

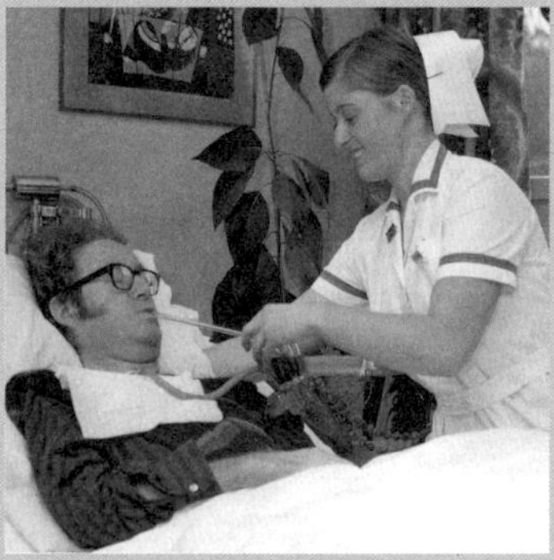

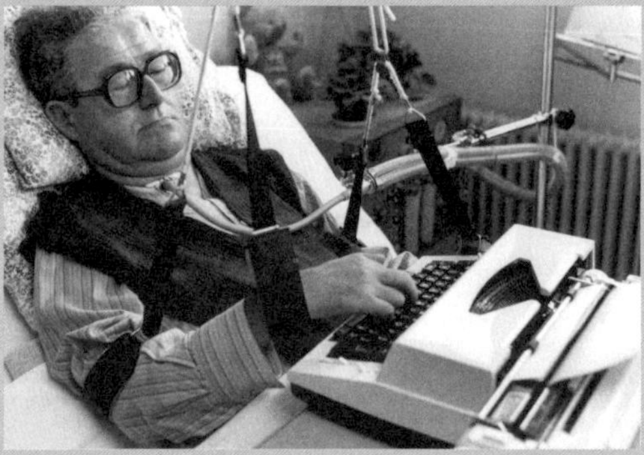

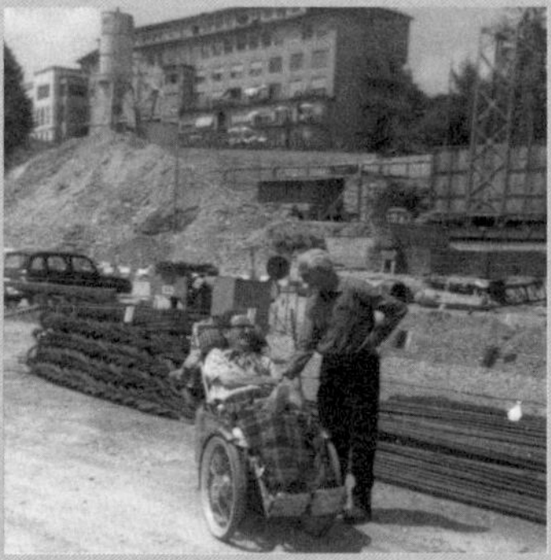

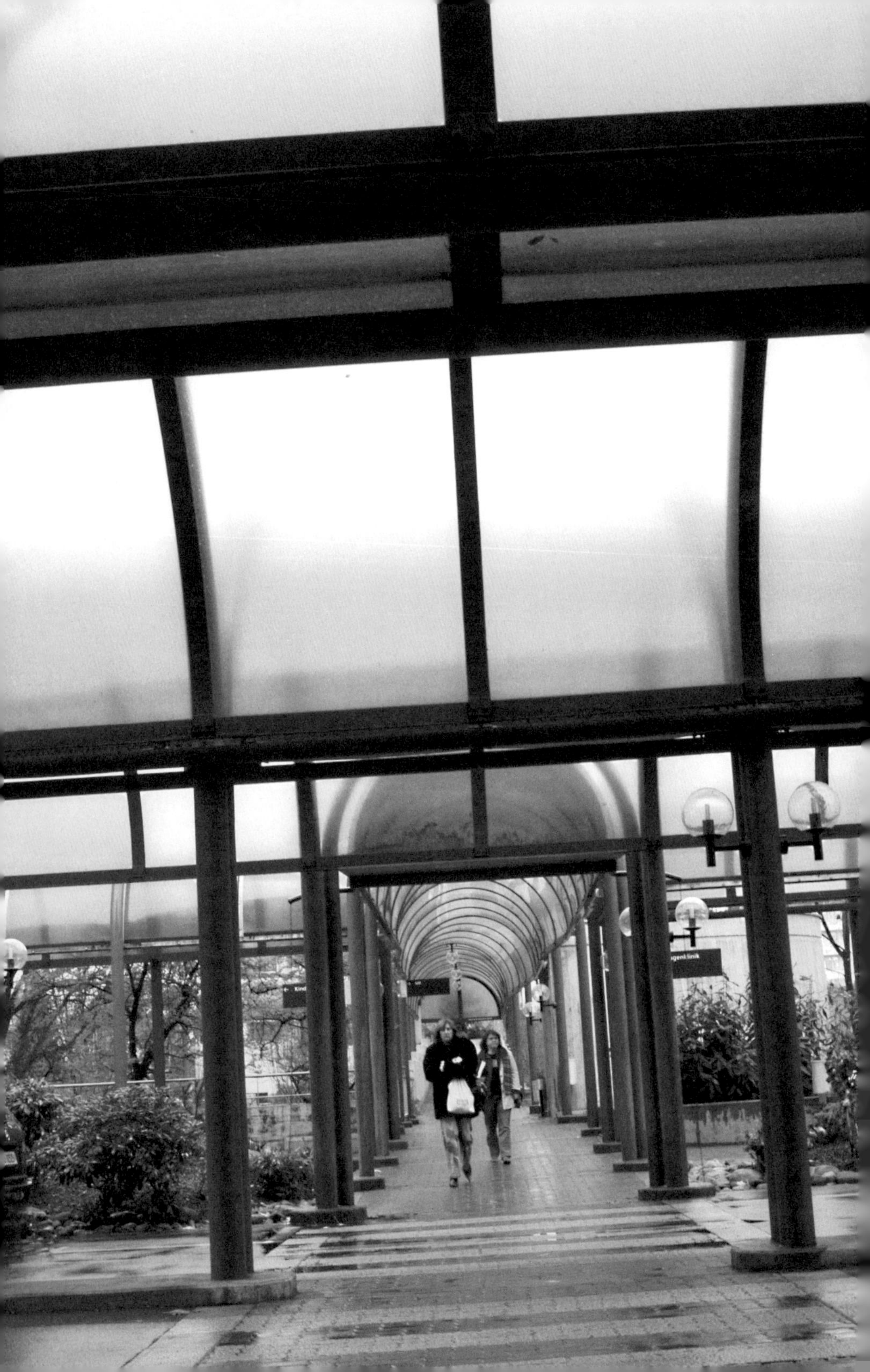

Kindheit in Wohlen

Gymnasium Bethlehem

Seminar Schöneck

Biografische Rückblende

spielen und lernen

«Dieser Brief beweist, dass ich allmählich dem Säuglingsstadium entwachse.»

Strenge Zeiten und Bubenstreiche in Wohlen

Am 13. März 1930 fühlt sich Marie Brändle-Lohri zwar erschöpft, aber glücklich. Im Kantonsspital Luzern hat sie ihren ersten Sohn geboren. Wie es die familiäre Tradition will, bekommt der Kleine den Vornamen seines Vaters: Albert. Ihrem Mann bedeutet es viel, dass – nachdem er schon stolzer Vater einer Tochter ist – nun auch ein Stammhalter das Licht der Welt erblickt hat.

Die kleine Gärtnerei befindet sich gleich neben dem einfachen Wohnhaus. Sie ist ein Einmannbetrieb ohne Angestellte; auch ein Verkaufsladen fehlt. In den Reihen der Triebbeetkästen vor dem Haus künden Setzlinge jedes Jahr zeitig den Frühling an. Albert Brändle beliefert Läden und vor allem Private. Und er besorgt Gärten im Dorf und schneidet Bäume. Als Brändles nach Wohlen gezogen sind, hat sie eine Nachbarin gewarnt: Es geht ein Jahrzehnt, bis ihr akzeptiert seid! Obwohl das Dorf mit über 5800 Einwohnern nicht klein ist, werden sie tatsächlich lange als «Zugezogene» betrachtet. Das macht es Albert Brändle, der mehr der begeisterte Gärtner als der geborene Geschäftsmann ist, vor allem in den ersten Jahren nicht einfach, genügend Kunden zu finden.

Albert junior wächst als zweitältestes von sechs Geschwistern – zwei Brüder und vier Schwestern – in bescheidenen Verhältnissen auf. Früh lernen die Kinder, dass das Leben nicht nur aus Spiel, sondern auch aus Arbeit besteht. Sie müssen in der Gärtnerei beim Jäten mithelfen. Vor allem Marianne, die Älteste, schaut zu ihren jüngeren Geschwistern, und die Mädchen übernehmen Haushaltsarbeiten, wenn ihre Mutter im Betrieb gebraucht wird.

Schon bald nach der Einschulung Alberts zeigt sich zur Beruhigung seiner Eltern: Er ist ein erfolgreicher Schüler, er lernt leicht. Aber er fällt nicht vor allem durch gute Noten, sondern durch seine Lausbubenstreiche auf. Neben seinem Freund Cäsar spannt er vor allem seine Schwester Marianne und seinen jüngeren Bruder Bruno immer wieder dafür ein. Ihr Schulweg geht an zwei fünfstöckigen Häuserblocks mit zwei Wohnungen je Etage vorbei. «Du, Cäs», flüstert Albert eines Morgens, «komm, wir holen die Müllers aus dem Bett!» Mit Zündhölzern blockieren die zwei Schlingel die Klingelknöpfe und verursachen so ein Dauerläuten. Den belästigten Leuten bleibt, um ihre Ruhe wieder herzustellen, nichts anderes übrig, als zum Eingang hinabzurennen und die Zündhölzer herauszuziehen. Am nächsten Tag sind andere Hausbewohner dran, bevorzugt jene der obersten Wohnungen. Natürlich bekommen sie die Verursacher des Klingellärms nicht zu Gesicht, weil die beim Aufmachen der Haustür längst über alle Berge sind.

Brändle und Konsorten lassen etwas Gras über die Sache wachsen, wagen es aber, eine Woche später die Aktion zu wiederholen. Natürlich muss der Einsatz gesteigert werden: Ihr Eifer besteht nun darin, die Bewohner weiter unten ins Visier zu nehmen. Wieder geht das glimpflich ab. Albert reibt sich vergnügt die Hände und triumphiert Marianne gegenüber: Sogar den Abwart haben wir erwischt! Wieder einige Tage später schliessen sie Wetten ab: Wer schafft es, den Leuten im Erdgeschoss zu entkommen? Auch diesmal scheint vorerst alles nach Plan zu gehen. Bis Vater Mühlemann an Brändles Haustür läutet; er hat die Ruhestörer vom Fenster aus beobachtet. Daheim setzt das harte Strafen ab: Hausarrest soll die Missetäter auf den Weg der Tugend zurückführen. In ihrer Freizeit müssen sie eine Woche lang abwaschen und Schuhe putzen. Und sie haben sich bei allen Belästigten zu entschuldigen.

In der ersten Klasse erkrankt Albert an einer Nierenbeckenentzündung. Er hat das Gefühl, er sterbe. Als Mutter im Zimmer an seinem Bett sitzt, sagt er weinend: Ich weiss einfach nicht, welches die rechte und welches die linke Seite ist! Marie Brändle-Lohri wird stutzig und fragt: Wieso, ist das wichtig? Darauf meint ihr Sohn schluchzend: Das Fräulein in der Schule hat uns gesagt, wenn man stirbt, kommen die Guten auf die rechte Seite und die Schlechten auf die linke. Ich weiss einfach nicht, welches die rechte Seite ist!

Die zweitjüngste Schwester Agnes, die sieben Jahre jünger ist, schätzt Albert als ihren grossen weisen Bruder sehr. Der allerdings ist in der Zuneigung zu «seinem Schwesterlein» etwas wankelmütig. Manchmal triumphiert bei ihm sogar eine gewisse Boshaftigkeit über die Bruderliebe. Die Tatsache, dass sie ihm alles glaubt, nutzt er immer wieder mal für seine Spässe aus. Kürzlich hat er auf dem Nachhauseweg Kreidestriche aufs Trottoir gemalt und ihr gesagt: Du musst dich unten durchzwängen! Das geht, du wirst sehen. Heulend und tränenüberströmt kommt die Vierjährige nach Hause. Ihre rotblauen Beulen schwellen zu dicken Hörnern an. Albert kann das Drama halbwegs wieder gutmachen, indem er Agnes nach Mutters Anweisung kalte Umschläge macht.

Seine bravere Seite kann Albert als Ministrant ausleben. Diese spezielle Stellung vorne in der Kirche liebt er, er fühlt sich wichtig auf dieser «Bühne». Seine Geschwister singen alle im Jugendchor mit, der unsichtbar hinten auf der Empore wirkt. Jeden Morgen vor der Schule ist Frühgottesdienst, am Donnerstag obligatorische Schulmesse. Und da oft eine Jahrzeit oder ein Dreissigster mit Requiem gefeiert wird, benötigt der Pfarrer neben den Ministranten auch den Chor. Um die jugendlichen Sänger mit Einsätzen nicht zu überfordern, treten sie abwechslungsweise in zwei Gruppen an. Aber auch die Ministranten kommen nicht zu kurz, denn sie wirken zusätzlich als Stütze bei Beerdigungen, die meist nachmittags angesetzt sind.

Bald macht sich der Wohler Pfarrer das Talent des Jungen zu Nutzen: Er lässt Albert die angehenden Ministranten anlehren. Albert bringt die Kandidaten gelegentlich sogar mit nach Hause, um mit ihnen das lateinische Staffelgebet einzuüben. Diese anspruchsvollen Kehrverse, die im Gottesdienst abwechselnd mit dem Priester zu beten sind, gelten für alle Ministranten als grosse Herausforderung. Allerdings liegt das Glück insofern auf ihrer Seite, dass die auswendig gelernten Verse meistens mehr geflüstert als gesprochen werden. Und vor allem am Morgen scheint der Pfarrer Gott sei Dank noch nicht hellhörig genug zu sein, um fehlerhaftes Latein wahrzunehmen.

Während des Zweiten Weltkrieges muss Vater Brändle Aktivdienst leisten und fehlt daheim sehr. Immerhin hilft ein alter Mann aus der Nachbarschaft der Gärtnerfrau im Betrieb. Auch wenn die Familie zwar nicht wie viele andere von schwerer Not geplagt wird, sind es sehr strenge Jahre mit vielen Entbehrungen.

Die grösser werdenden Kinder müssen mehr denn je auch in der Gärtnerei helfen. Die Zeiten, in denen sie zwischen den Pflanzkästen «Versteckis» machen, sind selten geworden. Nach den Hausaufgaben dürfen sie eine Stunde spielen. Ansonsten aber sind ihre Eltern darauf angewiesen, dass sie Arbeiten übernehmen. Das geht auch überall in der Nachbarschaft so. Da Haus und Geschäft bei Brändles unmittelbar beieinander sind, gehen Wohnen, Haushalten und Erwerbsarbeit Hand in Hand. Alle müssen hart arbeiten, aber man ist viel zusammen und spürt sich als Gemeinschaft gut.

Am Ende der grossen Sommerferien würdigt der Vater die Mitarbeit seiner Familie mit einer gemeinsamen Wanderung. Für die Kinder ist es eine Attraktion, wenn sie ein Stück mit dem Zug fahren dürfen und es in einem Wirtshaus einen Süssmost mit Nussgipfel gibt.

Im Herbst ist es am freien Mittwochnachmittag die Aufgabe der Kinder, im Wald Brennholz für den Winter zu sammeln. Weil dies ein kostbares Gut darstellt, braucht es beim Förster eine Bewilligung. Alle wissen: Gibt es nicht genug Holz, frieren wir in der kalten Jahreszeit. Der grosse Kachelofen zwischen Esszimmer und Küche ist nämlich ziemlich gefrässig. Auch gekocht wird das ganze Jahr über mit Holz. Die Familie Brändle ist immerhin etwas privilegiert, wenn Vater manchmal Holz vom Bäumeschneiden behalten darf. Bei den gemeinsamen Einsätzen im Wald tragen Alberts Geschwister die gesammelten Äste zum bereitgestellten Anhänger. Albert selber ist als ältester Junge der «Holzlader», und er ist es schliesslich auch, der die besten «Krähennester» auf der Ladefläche formt. Dabei steht die Kinderlogik etwas in Konkurrenz mit der elterlichen Vorgabe. Dünne Äste sind leichter zu tragen und füllen den Wagen schneller. Leider haben sie im Winter aber weniger Heizleistung als dicke «Prügel».

Im Winter gibt es in der Gärtnerei weniger zu tun. Dann können die Kinder auch mal ausgiebig schlitteln. In diesen Jahren liegt meistens genug Schnee. Am Wohler Dorfrand gibt es einen geeigneten Hang, und auch einige Strassen im Dorf sind steil genug für ein flottes Tempo. Wenn dann noch das Eisfeld – ein kleiner Tümpel in einer Geländesenke – gefroren ist, haben die Kinder ihr grosses Vergnügen.

Der Glaube gehört bei Brändles selbstverständlich dazu. Das tägliche Tischgebet ist genauso wie der regelmässige Kirchgang ein Bestandteil des Alltags. Das Religiöse wird nicht hinterfragt, sondern einfach als Pflicht verstanden. Der Pfarrer ist eine Autorität im Dorf. Immer wieder mal kommt ein Missionar in die Pfarrei und zeigt Dias oder einen Film aus seinem Wirkungsfeld. Auch die Familie Brändle schätzt diese Abwechslung.

Immer wenn es im Advent einnachtet und Vater noch draussen zu tun hat, zündet Mutter im Esszimmer eine Kerze an und beginnt, mit ihren Kindern den Rosenkranz zu beten. Die ältesten hegen im Stillen den Verdacht, dies geschehe nicht nur des Glaubens wegen, sondern auch zum Stromsparen. Während die Kinder weiterbeten, bereitet Mutter in der Küche das Nachtessen zu.

Dieses Ritual läutet nach einem einfachen Znacht auch den Heiligen Abend ein. Die jüngeren Geschwister glauben noch, das Christkind bringe die Geschenke. Zwei der Kinder «machen» die Küche. Die andern beten nebenan unter Alberts Leitung den Rosenkranz und singen Lieder. Die Eltern sind noch oben, um schönere Kleider anzuziehen; vorsorglich hat die Mutter ihre Kinder schon vorher ins Sonntagsgewand gesteckt. Einmal mehr scheint es den Kindern, die Eltern hätten auch gar lange, das Richtige zu finden. Mitten in einem Lied ist ein klirrendes Geräusch zu hören: Sind das die Glöckchen des Christkindes? Ahnungsvoll motiviert Albert seine Geschwister: Jetzt müssen wir ganz laut singen, damit das Christkind das letzte Wegstück auch wirklich schafft. Tatsächlich geht es nochmals gut: Vater ist mit dem Christbaum auf der Treppe gestolpert; glücklicherweise ist nur eine Kugel zerbrochen. Jetzt dürfen alle in die Stube kommen, die Christbaumkerzen brennen schon. Dann liest Marianne die Weihnachtsgeschichte aus der Bibel, und die Familie singt gemeinsam. Nachdem schliesslich alle sechs Geschwister auswendig ein Gedicht vorgetragen haben, dürfen sie Geschenke auspacken. Auch heuer fallen diese bescheiden aus: ein Pullover, eine schöne Hose, warme Hausschuhe, ein farbiges Haarband... Dennoch fehlte bei keinem Kind das freudige Glänzen in den Augen.

Missionsschüler am Gymnasium Bethlehem

Ein ganz neuer Lebensabschnitt beginnt für Albert 1944 mit seinem Eintritt ins Internat des Gymnasiums Bethlehem in Immensee. Das heisst für ihn Abschied nehmen von seinem Elternhaus und der vertrauten Umgebung in Wohlen. Auch einer seiner Klassenkollegen, Silvio Bernasconi, Sohn einer italienischen Gastarbeiterfamilie, hat sich entschlossen, die Missionsschule in Immensee zu besuchen – mit dem Ziel, Priester zu werden. Das entspricht einer zentralen Bedingung, um ins Gymnasium in Immensee eintreten zu können: Die Schule verfolgt in dieser Zeit vorrangig das Ziel, den Nachwuchs für Missionseinsätze in Afrika und China (insbesondere in Südrhodesien und in der Mandschurei) heranzubilden. Für Albert ist klar, dass er ebenfalls diesen Weg einschlagen möchte. Die Missionare aus Immensee, die in der Pfarrei in Wohlen regelmässig in Diavorträgen über ihre Arbeit in fernen Ländern berichten, haben schon früher sein Interesse geweckt.

P. Pierre Barral war der Gründer der «Apostolischen Schule von Bethlehem». Er wurde 1854 im französischen Moûtiers geboren. Seine Studien in Rom schloss er mit dem Doktorat in Theologie ab.

Danach trat er bei den Herz-Jesu-Missionaren von Issoudun ein. Als Missionar wurde er nach Quito, der Hauptstadt des südamerikanischen Staates Ecuador, geschickt, wo er bereits den Plan hatte, eine Missionsgesellschaft namens Bethlehem zu gründen. Als jedoch seine Oberen für die folgenden zehn Jahre jede Neugründung untersagten, ging Barral daran, seine Idee auf eigene Faust in die Tat umzusetzen.

Albert Brändle ist stolz auf seine neue Schulkluft mit Studentenkäppi und schwarzer Bluse, mit der er auf der Strasse sogleich als Bethlehem-Student zu erkennen ist. Der streng strukturierte Tagesrhythmus im Internat ist für ihn allerdings noch gewöhnungsbedürftig: Bereits um 5 Uhr ist Tagwache, um 5.20 Uhr Morgengebet und Betrachtung. Um 5.30 Uhr besuchen die Schüler die Kommunitätsmesse, dann stehen Frühturnen im Freien und Studium auf dem Programm. Um 7.20 Uhr folgt – endlich! – das Frühstück, dann heisst es Bettmachen und Rekreation. Um 8 Uhr beginnt die erste der vier Schulstunden.

Nach dem Mittagessen gibt es eine Pause mit Tummelspielen, Gesang- oder Musikprobe und anschliessendem Studium bis 14 Uhr. Dann folgen weitere zwei Schulstunden, Zvieri und schliesslich ab 16.15 Uhr abermals Studium mit Aufsicht in einem der vier Studiensäle. Um 19 Uhr wird das Nachtessen eingenommen und 19.50 bis 20.30 Uhr steht ein weiteres Mal Studium oder der Besuch von Freikursen auf dem Programm.

Die zahlreichen Gebetszeiten geben dem Tagesablauf ein eigenes Gepräge. Vor jeder Schulstunde wird gebetet, vor dem Mittagessen trifft man sich in der Kapelle zum Gebet, vor dem Nachtessen findet eine Segensandacht statt und schliesslich, vor dem Schlafengehen, spricht der Präfekt im Schlafsaal das Nachtgebet.

Ganz nach jesuitischem Vorbild steht im Internat die Disziplin an oberster Stelle. In den drei grossen Schlafsälen – hier sind jeweils an die 50 Schüler in einem einzigen Raum untergebracht – gilt ein striktes Redeverbot. Auch für Albert ist klar: Jedes Wort, das hier gesprochen wird, kommt schon fast einer Todsünde gleich – da möchte er sich doch lieber nicht mit dem Präfekten anlegen, der auf jede Unregelmässigkeit mit strengen Sanktionen reagiert. Selbst in der Freizeit wird von den Studenten verlangt, dass sie sich stets auf Hochdeutsch unterhalten: Die künftigen Priester sollen sich schon frühzeitig darin üben, sich einer gehobeneren Sprache zu bedienen.

1895 zog P. Barral mit einem jungen Theologen, einigen Priestern und drei Knaben im gemieteten Schloss Neuhabsburg Meggen ein und brachte schon innert kurzer Zeit ein knappes Dutzend Schüler zusammen. Für die Schule übernahm Barral die französische Schulordnung und auch die Unterrichtssprache war französisch. Von Meggen aus suchte P. Barral nach einer käuflich erwerblichen Stätte für seine zukünftige Schule, fand diese auch schon nach wenigen Monaten und zog sogleich dorthin, wie die Chronik berichtet: «Am 2. Mai 1896 zog die kleine Bethlehem-Familie in das alte, baufällige Gasthaus ‹Zur Tellskapelle› bei der Hohlen Gasse. Es fehlte an Platz, es fehlte an Möbeln, es fehlte an Geld. Im untersten Stockwerk waren die Schwesternwohnung, die Küche, die zugleich als Wäscherei dienen musste, und eine kleine Druckerei. Gebügelt und geflickt wurde in einem Gang. Der Speisesaal war zugleich Schulzimmer. Eine Kapelle wurde im dritten Stockwerk eingerichtet; sie war klein, konnte aber vergrössert werden, indem man die Türe zum angrenzenden Zimmer offen liess.»

Das Essen im Internat muss – gerade auch während der Kriegszeit – den schwierigen Verhältnissen angepasst werden. Oft reichen die finanziellen Mittel der Schule nicht aus, um für die Studenten zum Frühstück genügend Brot bereitzustellen. Und Konfitüre gibt es ohnehin nur an besonderen Festtagen – etwa dann, wenn der Generalobere, der Rektor oder einer der Professoren seinen Namenstag feiert. Wären da nicht die vielen Wohltäter, welche die Schule mit ihren Almosen – offiziell Antonius-Brot genannt – unterstützen, müssten sich die Studenten auf einen noch kärglicheren Menü-Plan einstellen.

Im Speisesaal wetteifern die Schüler mit einem «Antonius-Brot-Toto» um die Ehre, aus einem besonders spendefreudigen Kanton zu stammen. An einem der Tische findet das Spiel besonderen Anklang. Hier sitzen in der Regel zwei Aargauer, ein Zürcher, ein Solothurner, ein Schwyzer und zwei St. Galler. Wenn nun jeweils am Sonntagabend die Namen der Wohltäter verlesen werden, die für die kommende Woche das Antonius-Brot gestiftet haben, beginnt eine hektische Zählerei. Doch mitunter wird bei dieser Spendenstatistik auch heftig geflunkert. Der kleine Aargauer namens Silvio, der, wie er behauptet, auch italienisches Blut in seinen Adern hat und jeden Sommer bei seinen Verwandten im Ticino die Ferien verbringt, zählt locker sowohl die Aargauer wie die Tessiner Wohltäter, so dass ihm natürlich oft die Finger beider Hände nicht mehr ausreichen. Dann zählt er jeweils einfach an der einen Hand seines Zürcher Nachbarn weiter, dem fünf Finger längst genügen. Dafür behauptet der Zürcher, dass aus seinem Kanton die meisten «Ungenannt» kämen, was ein typisches Zeichen für Bescheidenheit und Demut dieses Völkleins sei!

Es begann schon 1896 eine rege Bautätigkeit: Jenseits des Hofes wurde eine Art Wandelhalle für die Studenten erstellt, die dann bald zu einem Studiersaal umfunktioniert wurde. Der Oberbau diente als Theatersaal, wurde aber zugleich als Speisesaal benutzt. Im gleichen Herbst wurde ein Haus für die Schwestern errichtet. In den ersten Jahren litt der Schulbetrieb noch etwas unter den Bauarbeiten und diversen Anfangsschwierigkeiten, doch die Disziplin wurde streng gehandhabt. Dem verlieh der Direktor durch wöchentliches Notenverlesen den nötigen Nachdruck. Bussen für Übertretungen, etwa «Fasten bei Wasser und Brot», waren nichts Aussergewöhnliches.

Nur noch wenige Gelegenheiten hat Albert Brändle, um seine Eltern und Geschwister in Wohlen sehen zu können. Nur alle zwei Jahre ist es den Studenten gestattet, während der Weihnachtsferien nach Hause zu reisen. Die Sommerferien allerdings, die ganze zehn Wochen dauern, bieten vielfältige Möglichkeiten, in der alten Heimat aufzutanken und sich wieder einmal mit Freunden und Bekannten zu treffen. Doch auch im Sommer bleibt nicht allzu viel Zeit für Musse, da Albert viel arbeiten muss. Da seine Eltern in bescheidenen Verhältnissen leben, wird er oftmals zum so genannten «Kollektieren» von Haus zu Haus geschickt, um für die Finanzierung seines Studiums in Immensee Geld zu sammeln. Denn die Familie verfügt nicht über die finanziellen Mittel, um die jährlich erforderlichen 550 Franken für Schule und Internat aus eigener Tasche berappen zu können. Immerhin wird Albert bei seiner Sammelaktion auch vom Wohler Pfarrer tatkräftig unterstützt: Er gibt ihm einen Ausweis mit auf den Weg, auf dem er Alberts Wunsch, Priester zu werden, und die finanzielle Bedürftigkeit des Studenten persönlich bestätigt.

Feine Schokoladencreme zum Namenstag

Am Gymnasium Bethlehem hat Albert Brändle, der wie alle seine Schulkollegen die Matura Typus A absolvieren wird, nicht weniger als vier Fremdsprachen zu lernen: Der Latein-Unterricht beginnt schon in der ersten Klasse, Französisch kommt in der zweiten dazu, Griechisch in der dritten und Englisch in der vierten Klasse. Da Albert bereits in der Bezirksschule Wohlen eifrig Latein gelernt hat, kann er nach erfolgreich bestandenem Vorkurs direkt in die zweite Klasse einsteigen. Das Lernen bereitet ihm keinerlei Schwierigkeiten. Und da ihm auch das Schreiben leicht von der Hand geht, wird ihm schon bald die besondere Ehrenaufgabe des «kleinen Chronisten» übertragen: In dieser Funktion schreibt er in der Missionszeitschrift «Bethlehem» während zweier Jahre das so genannte «Studententagebuch», das sowohl von den Bethlehem-Abonnenten wie auch von den Studenten des Gymnasiums stets mit grossem Interesse gelesen wird. Einzige Schwierigkeit für Albert Brändle: Da gemäss alter Usanz der Autor des Studententagebuches streng geheim bleiben muss, darf er sich nichts anmerken lassen, wenn er irgendwo wieder einen interessanten Erzählstoff für sein Tagebuch entdeckt hat.

Am 23. Oktober 1946 schreibt Albert ins Tagebuch: Die 4. Klasse hat Griechisch. Der arme Herr Professor scheint den Mut fast verloren zu haben. «O wenn ich doch Gedanken übertragen könnte! Dann würdet ihr etwas lernen. Es wäre ein Genuss für mich, mit euch Schule zu halten!» – Ja, ja, Herr Professor, übertragen ginge ja schon noch, aber empfangen...

Am 15. November 1946 findet sich in der Chronik der folgende Eintrag von Albert: Fest des hl. Albertus Magnus, Namenstag unseres hochw. Herrn Spirituals! Weil er ja nebenbei noch Musikdirigent ist, überraschte ihn die Musik am Mittag mit einem Ständchen. – Am Abend klagte er in der Choralprobe, er hätte so viele Schokoladen geschenkt bekommen, und er wisse nicht, wem er sie geben soll, denn für jeden reichten sie nicht aus. – «Nun, das ist ganz einfach», meinte da der Seppi unverfroren, «machen Sie daraus eine Schokoladencreme und lassen Sie diese in einer Schüssel während der Betrachtungspunkte am Abend zirkulieren!» – Der Vorschlag hat mich geradezu elektrisiert – denn ihr könnt euch kaum vorstellen, liebe Leser, wie gern ich Schokoladencreme und überhaupt Schokolade habe! Aber ich sitze zu weit hinten im Studium, da würde für mich doch nichts mehr herausschauen...

Und am 14. April 1947 notiert der «kleine Chronist»: Heute, am ersten Schultag des letzten Trimesters, beginnen auch wieder die üblichen Französischwochen für die obern Klassen. Zum erstenmal hat die 4. Klasse das Vergnügen, da auch mitmachen zu dürfen. Was da nicht alles zusammenparliert wird! Wenn die nötigen Wörter fehlen, bildet man einfach neue! Einige Beispiele: «Himmelschimmel nocheinmal!» = ciel cheval blanc encore une fois! – «Der Rossberg» = le mont cheval. – «Er ist auf dem Hund mit dem Geldbeutel» = il est sur le chien avec le porte-monnaie. – «Er ist umgeflogen» = il est volé sur le ventre. Solche und ähnliche Français-fédéral-Ausdrücke dürfen natürlich dem Französisch-Professor nicht zu Ohren kommen! Hei, gäbe das ein Ungewitter!

Während der Bautätigkeit war die Schuldenlast enorm gestiegen, und die Klagen der Lieferanten und Handwerker, die auf Bezahlung warteten, häuften sich. Barral hatte zwar noch viele gigantische Pläne, die er wegen der riesigen Schulden aber nicht mehr verwirklichen konnte: So wollte er beispielsweise auf dem Schwarzenbachhügel eine riesige Basilika sowie grössere Bauten mit Allee und Parkanlage errichten lassen. Ideen, die nicht mehr zur Ausführung gelangen konnten, war doch sein Werk vollständig auf die Freigebigkeit der Wohltäter angewiesen. Um seine Unternehmungen finanziell besser zu stellen, entfaltete Barral eine rege, für die deutsch sprechende Gegend etwas ungewohnte Propaganda. Er organisierte das Markenwerk, um aus dem Verkauf gebrauchter Briefmarken einen bescheidenen Erlös zu erzielen. Er verbreitete den Gedanken vom «Antoniusbrot», das als finanzielle Gabe zu Ehren des heiligen Antonius gespendet und für den Unterhalt der Studenten verwendet wurde. Aber auch Gebühren für die Vermittlung von Ablässen, geweihten Medaillen und Rosenkränzen verschmähte Barral nicht.

Im Gymnasium Bethlehem sind die Schüler längst nicht nur mit Studieren beschäftigt. Zwei Halbtage pro Woche steht auch die Mithilfe in der Landwirtschaft, im Garten oder in der Küche auf dem Programm: Die Studenten helfen mit beim Heuen und Emden, beim Kirschen-, Kartoffeln- und Obsternten. Am wenigsten beliebt ist die Arbeit im Gemüsezimmer, wo es stets haufenweise Kartoffeln zu schälen gibt.

Eine willkommene Abwechslung bildet indessen der Heuet, der je nach Wetterverhältnissen Mitte oder Ende Mai stattfindet und den Studenten meistens mehrere schulfreie Tage beschert. Am meisten freuen sich die Missionsschüler auf das zum Abschluss des Heuets stattfindende Heuerfest, weil da ein paar Stunden so recht «vaterländisch» gefeiert wird. Vaterländisch heisst in diesem Fall, dass die, die es vertragen können, bei dieser einzigen Gelegenheit Bier trinken dürfen. Nach dem Heuerzobig ziehen die Studenten am Abend in einem feierlichen Umzug wieder ins Internat zurück: Voraus die Musik, dann die Heuer mit Sensen, Gabeln und Rechen. Es sieht aus wie bei einem eidgenössischen Trachtenumzug. Sogar ein voll geladener Heuwagen muss mit. Und oben auf dem prallen Fuder liegen die «Passivmitglieder», die Maturanden, die zwecks Vorbereitung der Reifeprüfung vom Heuen dispensiert sind.

Die Grundlage des Unternehmens bildete die Monatszeitschrift «Bethlehem», deren erste Nummer im März 1896 herausgekommen war und die nach und nach neben der französischen und deutschen auch in einer englischen, italienischen, holländischen, spanischen, polnischen und tschechischen Ausgabe erschien. Die Zeitschrift breitete sich rasch aus und fand recht gute Aufnahme – trotz (oder gerade wegen) der aus heutiger Sicht etwas naiven Verbreitung von wunderbaren Gebetserhörungen und anderen etwas frömmlerisch anmutenden Geschichten.

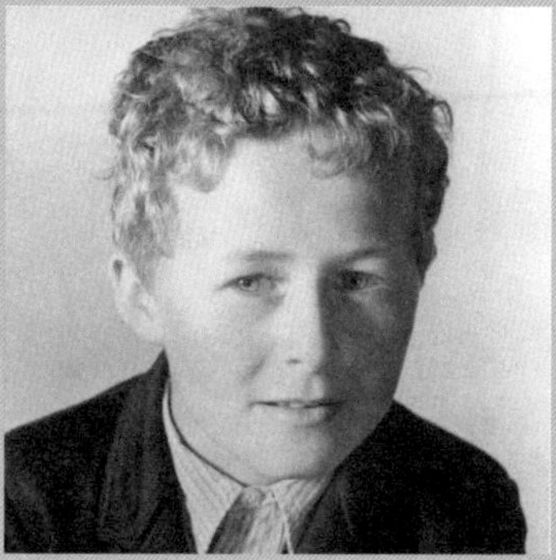

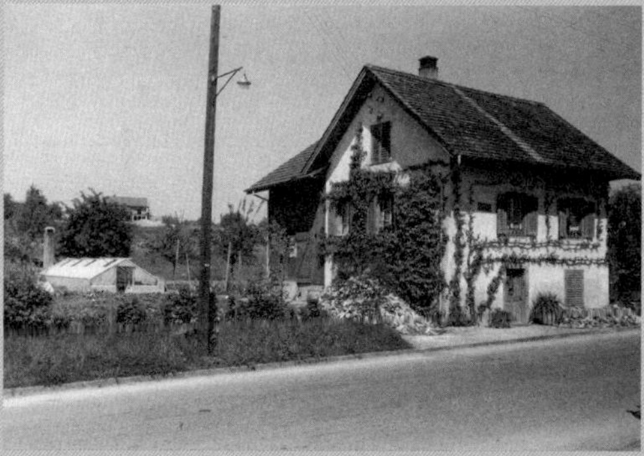

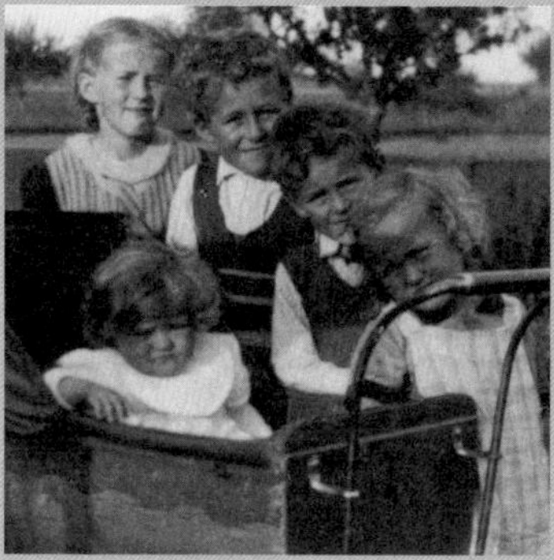

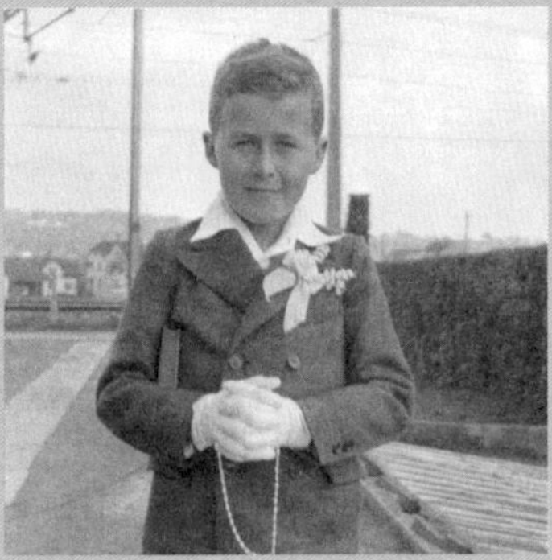

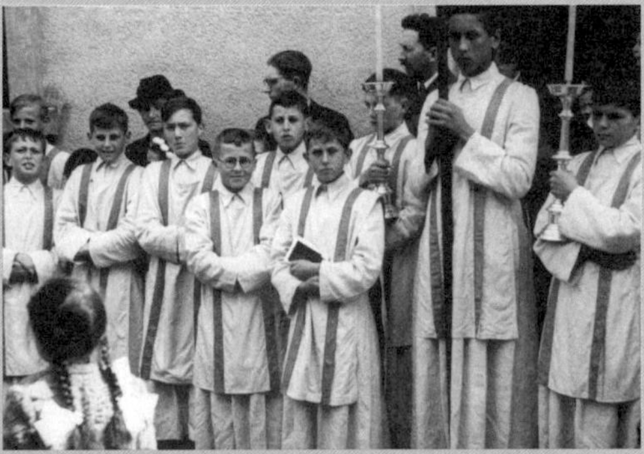

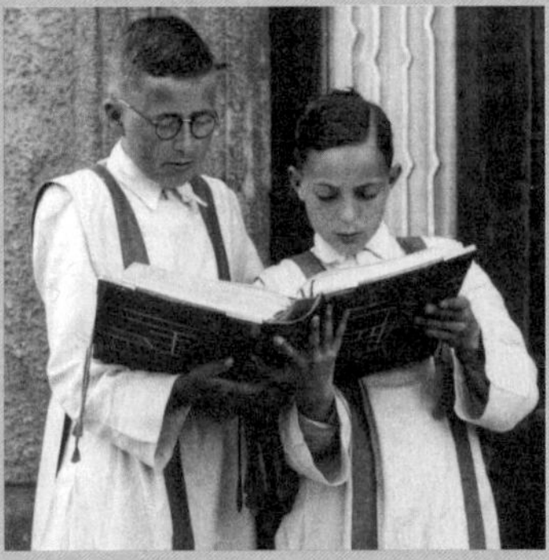

Professoren aufs Glatteis geführt

Besonders amüsant wird es für die Bethlehem-Studenten im Winter, wenn der Präfekt auf dem Pausenhof ein Eisfeld anlegen lässt. Tag und Nacht wird gespritzt und stündlich kontrollieren die Studenten, wie das Eis wächst. Und bald schon tummeln sich «Flaschen» und «Kanonen» auf dem Eisfeld. Sogar Professoren wagen sich aufs Glatteis, wo sie, zum Ergötzen der Studenten, hie und da auch die menschliche Hinfälligkeit vorführen.

Auch in kultureller Hinsicht ist im Internat für Abwechslung gesorgt: Zu den Höhepunkten des Schuljahres zählen die Aufführungen des Schultheaters, bei dem die Studenten mit verschiedenen Aufgaben betraut und fieberhaft aktiv sind: als Schauspieler, Beleuchter, Kassiers, Billeteure, Saalwächter, Garderobiers, Losverkäufer, Preisverleiher...

Albert Brändle kommt bei dieser Gelegenheit die Aufgabe des Garderobiers zu. In dieser Funktion ergibt sich am Rande einer Aufführung eine kurze Unterhaltung mit Renata Gertrud Hauser, welche für das Theater die Kostüme besorgt hat.

1947 war sie von Deutschland 14-jährig nach Immensee gekommen. Sie hatte durch den Krieg ihre Familie verloren. Renata wurde in den Hausdienst eingeteilt und lernte Köchin. So gern hätte sie wie die Missionskandidaten ein Studium absolviert; aber das war damals noch vielen Mädchen verwehrt. Trotzdem erlebte sie die Immenseer Gemeinschaft als ihre zweite Familie und Heimat.

Das heimliche Garderobengespräch wird beobachtet und der Schulleitung gemeldet. Renata und Albert werden vor den Rektor zitiert. Eine Strafe bleibt zwar aus, aber sie werden mit deutlichen Worten zur Einhaltung der Normen ermahnt: Es ist den Studenten streng verboten, sich im Haus mit Frauen zu unterhalten.

Anfangs Jahrhundert wurde vom Bischof des Bistums Chur eine Untersuchung angeordnet, welche sich auf die finanzielle Lage, den

Studienbetrieb und gewisse Methoden der Propaganda erstreckte. Die Zeitschrift «Bethlehem» wurde der bischöflichen Zensur unterstellt. Es zeigte sich, dass eine grundlegende Bereinigung der finanziellen Lage notwendig sein würde. Eine einfache Sanierung kam deshalb nicht mehr in Frage. Ein Wechsel der Leitung des Werkes war unumgänglich. So ernannte der Bischof 1907 Dr. P. Bondolfi zum Direktor des ganzen Unternehmens. P. Barral nahm – wie es Papst Pius X. in Rom befohlen hatte – Abschied von Bethlehem. P. Bondolfi begann nun, das ganze Werk neu zu konstituieren und auf diese Weise eine rechtlich einwandfreie und saubere Geschäftsführung zu garantieren.

Am 1. März 1950 schreibt der «kleine Chronist»[1] im Immenseer Studententagebuch: Heute hat der «Vetter» georakelt. Vetter, das ist eine von den Kanonen der obersten Klasse, die sich schon rasieren und im Frühsommer flügge werden. Vetters Orakel also lautete so: «Mit zunehmender Proximität der Maturität nimmt ebenso die Buspertät der Maturanden zu!»

Drei Monate später scheint sich «Vetter» Alberts Prophezeiung tatsächlich zu erfüllen: Während die jüngeren Schüler draussen in der heissen Junisonne schwitzen, beginnen drinnen die Maturanden ihre schriftliche Maturaprüfung. Zwei Wochen später folgen schliesslich die mündlichen Matura-Examen, die von auswärtigen Experten begleitet werden: Selbst ohne die hohen Herren der schwyzerischen Maturitätskommission, die schon vor dem Frühstück durch die Gänge wandeln, kann man den feierlichen Mienen der Maturanden entnehmen, dass nun ihr grosser Tag gekommen ist. Den ganzen Vormittag gibt es ein geschäftiges Tür-auf-Tür-zu bei den Examenszimmern, bis kurz vor Mittag das Resultat bekannt wird: Alle haben glücklich bestanden! Auch Albert Brändle schätzt sich glücklich, dass er mit der erfolgreich bestandenen Matura seinem grossen Ziel, bald einmal als Missionar in ferne Länder zu reisen, ein gutes Stück näher gerückt ist.

[1] Inzwischen hat Albert Brändle seine Aufgabe als «kleiner Chronist» des Studententagebuches an seinen Nachfolger Aldo Porta übergeben und wird damit nun plötzlich selber zum Gegenstand von Tagebucheinträgen.

Studium im Seminar Schöneck

Das so genannte «Bruder-Klausenseminar», das die Missionsgesellschaft Bethlehem 1932 für die Ausbildung der angehenden Priester und Laienmissionare in Schöneck[2] eröffnete, befindet sich auf einer kleinen Geländeterrasse zwischen Beckenried und Emmetten, ziemlich hoch über dem Vierwaldstättersee. Schön abseits vom hektischen «Weltgetriebe» wohnen die rund sechzig Seminaristen in einem Haus, das einst als Kurhotel gedient hatte. Ringsherum gibt es viele lauschige Plätzchen, die geprägt sind von der Weite und Schönheit der umliegenden Landschaft. Ein eindrückliches Bergpanorama präsentiert sich unmittelbar vor der Haustüre: Da sind jenseits des Sees Rigi und Pilatus zu sehen, rechts aussen die Mythen und der Fronalpstock, im Rücken schliesslich erheben sich die beiden Bauen, der Brisen und dahinter die ganze Alpenkette. Durch den eindrücklichen Zauber der Gegend scheint fast ein Stück Ewigkeit hereinzubrechen.

Doch den zwanzigjährigen Albert Brändle, der im Herbst 1950 in Schöneck seine theologische Karriere beginnt, erwarten im Seminar nicht nur Zeiten der Beschaulichkeit, sondern vor allem des disziplinierten Lernens: So bereitet er sich auf zwei Jahre Philosophie- und vier Jahre Theologiestudium vor, indem er vorerst das Noviziat für den späteren Eintritt in die Missionsgesellschaft Bethlehem (SMB) absolviert.

Das Seminarleben im letzten Trimester glich irgendwie dem emsigen Treiben in einem Bienenstock oder Ameisenhaufen: Ein Gewirr und Gewimmel in vielfacher Weise – und doch alles durchwirkt und durchwaltet vom Gesetz einer grossen, harmonischen Ordnung, die dem Ganzen das Gepräge einer disziplinierten Mannigfaltigkeit verlieh. Diesen Eindruck vermochten auch die strahlenden hochw. Herren Neupriester, die hier «den letzten Dingen» entgegensahen, nicht wesentlich zu beeinträchtigen, so sehr sie sich auch Mühe

[2] Das Seminar Schöneck löste 1932 das vorher bestehende Missionsseminar Wolhusen ab und diente in der Zeit von 1932 bis 1969 als Ausbildungsstätte für künftige Bethlehem-Missionare (Noviziat und Theologiestudium). Es besteht heute als Teil des Romero-Hauses in Luzern.

gaben, die ruhigen Pole zu bleiben. Jetzt sind sie daran, mit tiefen Kenntnissen und reichen Vorsätzen schwer befrachtet, das Nest zu verlassen und sich in andern Regionen des Erdballs im Reiche Gottes nützlich zu machen. Glückauf!

Im Seminar Schöneck macht sich Albert Brändle unter den rund sechzig Studenten schon bald einmal einen Namen als «Entertainer», der nicht zufällig auch Mitglied der Unterhaltungskommission (UKO) wird. Das macht ihn zum Mitorganisator zahlreicher humoristischer Produktionen, die bei vielfältigen gesellschaftlichen Anlässen Abwechslung in den ansonsten sehr streng geführten Lernalltag hineinbringen. Auch bei der täglich während der Mahlzeiten stattfindenden Tischlesung schafft es Albert Brändle, seine eigenwilligen Spässe einzuflechten: Während der im monotonen «Tono recto» vorgetragenen Lesungen aus der Papst- und Kirchengeschichte gelingt es ihm mitunter, selbst erfundene Textelemente einzufügen, was im Speisesaal regelmässig zu schallendem Gelächter und anschliessend – zwangsläufig – zum Abbruch der unter den Studenten nicht allzu beliebten Tischlesungen führt: In ernsthaftestem Tonfall ist da etwa plötzlich von einem Papst die Rede, der nach der heiligen Messe die Gänse füttern geht – womit Albert Brändle die treffende Charakterisierung einer Person gelingt, die im Seminar unter den Studenten bestens bekannt ist...

Zur Sicherung der Existenzgrundlage des Seminars wurde der Obstbettel im Oktober zwar wieder durchgeführt, aber dem neuen Programm grosszügig angepasst. Bei einem Minimum an Schulverlust und einem Optimum an heroisch geopferten freien (Namens-)Tagen konnte ein Maximum an herbstlichem Segen eingekellert werden. War auf diese originelle Weise die Existenz unseres Hauses wieder auf lange Sicht gesichert, so wurden seine Fundamente in der Nacht vom 14. auf den 15. Oktober erneut erschüttert: Im Hohlraum über der Novizensakristei, justament über dem Haupt des hl. Aloisius, war, infolge unvorsichtiger Teerfeuerung am Tag zuvor, ein böses Brändli ausgebrochen (der Chronist – gemeint ist Albert

Brändle, Anm. d. Red. – distanziert sich in aller Form von dieser Affäre!), das von den Novizen inmitten der Nacht wegen beissenden Rauches entdeckt und von einem Detachement der Feuerwehr Schöneck in mehr als einstündiger Arbeit mit Hilfe einer Kesselspritze eingedämmt werden konnte.

Auch im Seminar Schöneck gilt es für die Studenten, neben der Beschäftigung mit Büchern bei Arbeiten in und um das Haus tatkräftig Hand anzulegen: Oftmals gibt es Aufgaben in Garten und Feld zu erledigen, die ein Missionar in der Zeitschrift «Bethlehem» einmal mit folgenden Worten kommentiert: «Unbekannte Passanten könnten da oft leicht annehmen, es sei eine landwirtschaftliche Schule an der Arbeit, wenn wir im Heuet oder bei der Kartoffelernte stehen. Wenn auch nicht alle wie ‹fertige› Bauern zugreifen, bringen wir doch unsere Arbeit unter Dach und gewinnen dadurch auch wieder für die so notwendige körperliche Gesundheit.»

Unvergessliche Erlebnisse bringen den Studenten auch die Bergtouren in den Sommerferien, die sie seit Kriegsende wieder im alten «Barralhaus» auf dem Simplon verbringen dürfen. Auch Albert Brändle entpuppt sich dabei als begeisterter Bergsteiger. Auf einer Tour allerdings ist just er es, der unversehens in eine Gletscherspalte stürzt. Er hat Glück im Unglück, denn er fällt nicht bis zuunterst, sondern wird von einem vorstehenden Eisplateau abgefangen, ohne sich einen Bruch zuzuziehen. Es ist alles so schnell gegangen, dass Albert erst mit einiger Verzögerung sich bewegt und langsam aufschaut. Ich bin zu weit unten, da holt mich niemand mehr raus, denkt er vorerst. Doch dann hört er ein Rufen von oben, er hängt immer noch am Seil. Es ist wie ein Wunder: Albert ist nicht ernsthaft verletzt. Seine Kraft und diejenige seiner Kameraden reicht knapp aus, um ihn irgendwie aus der Gletscherspalte zu befreien. Niemand vermag im Rückblick genau zu erklären, wie diese Rettungsaktion in höchster Not, ohne fremde Hilfe, möglich war. Erst recht ahnt niemand zu diesem Zeitpunkt, dass wenig später ein anderes Ereignis – nur drei Wochen nach seiner Weihe zum Diakon – für sein künftiges Leben einen ungeahnten Einschnitt bringen wird.

«Er ist hilfloser als ein Säugling ...»

Am 18. Oktober 1956 zeigten sich bei Frater Brändle Symptome ähnlich wie bei einer leichten Erkältung mit schwachem Fieber. Da in Beckenried und Emmetten bereits rund ein Dutzend Fälle von Kinderlähmung aufgetreten waren, wurde ein Arzt beigezogen, sobald sich am andern Tag auch noch Kopfschmerzen einstellten. Da das Ergebnis der ersten Untersuchung den Verdacht auf Kinderlähmung nahe legte, machte der Arzt sofort eine Lumbalpunktion. Der Befund bestätigte den Verdacht und der Arzt ordnete deshalb die sofortige Überführung ins Kantonsspital Luzern an. Es war kurz vor Mitternacht des 19. Oktober, als das Krankenauto des Spitals ihn abholte und die Quarantäne über das Seminar verhängt wurde.

Der Schock unter den Studenten im Seminar Schöneck sitzt tief. Die Ungewissheit über den weiteren Verlauf der Krankheit von Albert Brändle ist eine schwere Belastung für die ganze Seminargemeinschaft. Neue Hoffnung flammt auf, als die Nachricht kommt, Albert gehe es wieder recht gut. Doch kurze Zeit später treten plötzlich schwere Lähmungen auf, die sich schrittweise ausbreiten.

Am 12. November berichtet seine Mutter nach einem Besuch bei Albert Brändle: «...Er hat schon ein wenig Fortschritte gemacht, kann die Hände ein wenig bewegen, mit dem Kopf ein bisschen nicken oder verneinen. Was er spricht, muss man ihm von den Lippen ablesen und wenn man ihn nicht versteht, so geht eine Traurigkeit über sein Gesicht. Aber gelächelt hat er doch auch. Zum Atmen braucht er immer noch den Apparat, deswegen kann er nicht sprechen und nicht essen. Albert sieht nicht schlecht aus, ist aber furchtbar mager, ist zu begreifen. Er ist hilfloser als ein Säugling – ein Mensch im besten Mannesalter. Aber Albert trägt sein Kreuz tapfer. Grosse Freude hat er, wenn er Post erhält, obwohl er sie nicht selber lesen kann. Er erhielt auch schon Flugpost aus Afrika von Herrn hochw. Bruggmann und aus Amerika von zwei Neupriestern...

Albert ist auf dem Weg der Besserung und sein Verstand ist nicht verloren gegangen...»

Im Seminar Schöneck hinterlässt der abrupte Weggang von Albert Brändle eine grosse Lücke. Viele Mitbrüder machen sich Sorgen um ihn: Wird er sein schweres Schicksal bewältigen und in seinem Leben wieder Tritt fassen können? – Knapp ein halbes Jahr nach seiner Einlieferung ins Kantonsspital Luzern schreibt Albert Brändle in mühsamer Arbeit seinen ersten Brief an seine Mitbrüder – die Seminargemeinschaft in Schöneck atmet auf:

Liebe Mitbrüder!

Nach langer Zeit ist es endlich wieder möglich einen Brief zu schreiben. Das ist eine ganz erfreuliche Tatsache, denn sie beweist, dass ich allmählich dem Säuglingsstadium entwachse. Es ist allerdings gut, dass Sie diesen Brief gedruckt in die Hände bekommen, meine kümmerlichen Hieroglyphen könnten Ihnen sonst allerhand Kopfzerbrechen bereiten.

Es drängt mich, allen lieben Mitbrüdern in Heimat und Mission und Diaspora aufrichtig zu danken für Ihre herzliche Teilnahme an meiner Krankheit, für das inständige Gebet, für die zahlreichen grossen und kleinen Briefe (ich möchte da besonders die Mitbrüder in Amerika erwähnen!) sowie für die vielen Besuche, die mir so viel Freude brachten. Ich bin überzeugt, dass Sie mit Ihrem kräftigen Gebet damals im Oktober den garstigen Knochenmann mit Stundenglas und Hippe von meinem Krankenlager verscheucht haben. Und was die Briefe betrifft, können Sie vielleicht ahnen, was das für mich in den langen Wochen bedeutete! Nicht vergessen möchte ich einen ganz besonders innigen Dank an die Mitbrüder in der Heimat für das Tonbandgerät; ich warte mit Sehnsucht darauf, bis das kostbare Geschenk den Zoll passiert hat und in meinem Krankenzimmer eine wichtige Funktion übernehmen kann.

Mit grosser Freude darf ich Ihnen mitteilen, dass meine Genesung verhältnismässig gute Fortschritte macht...

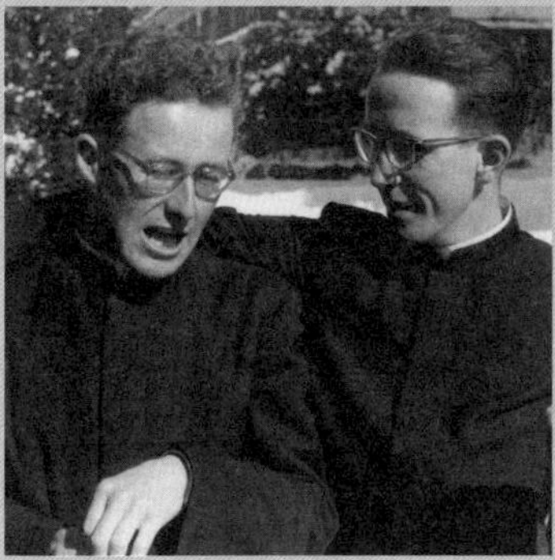

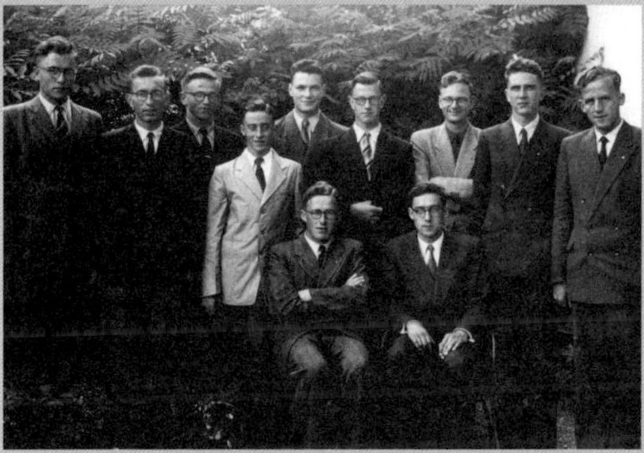

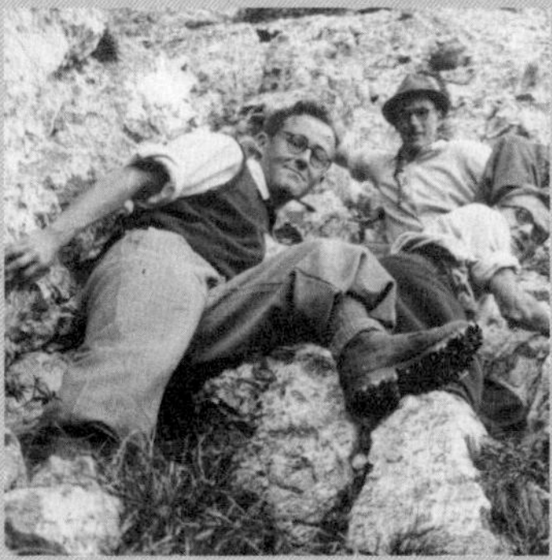

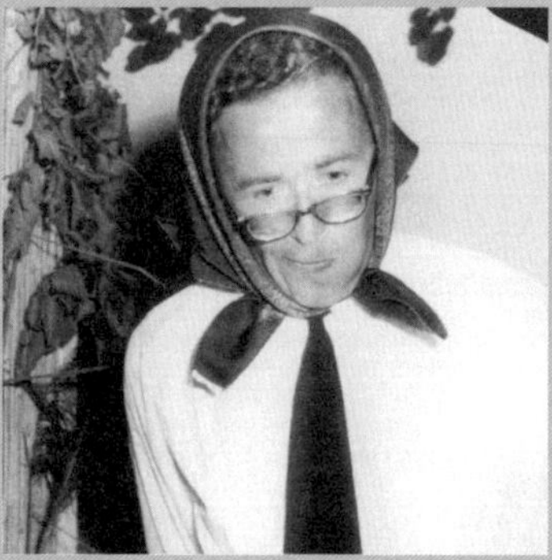

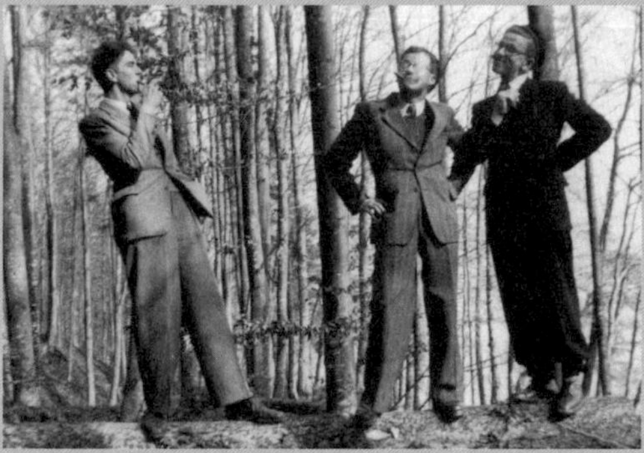

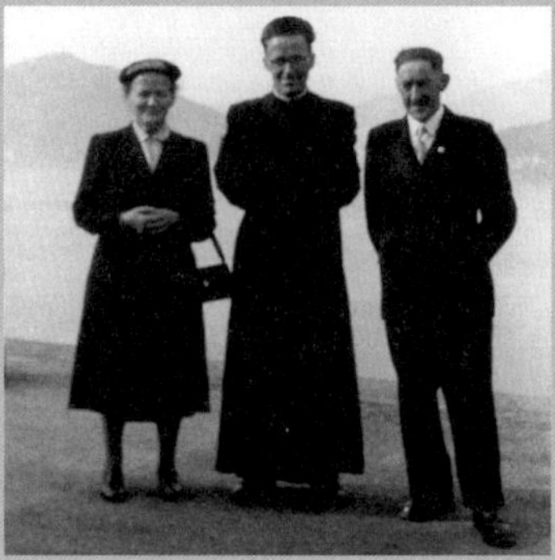

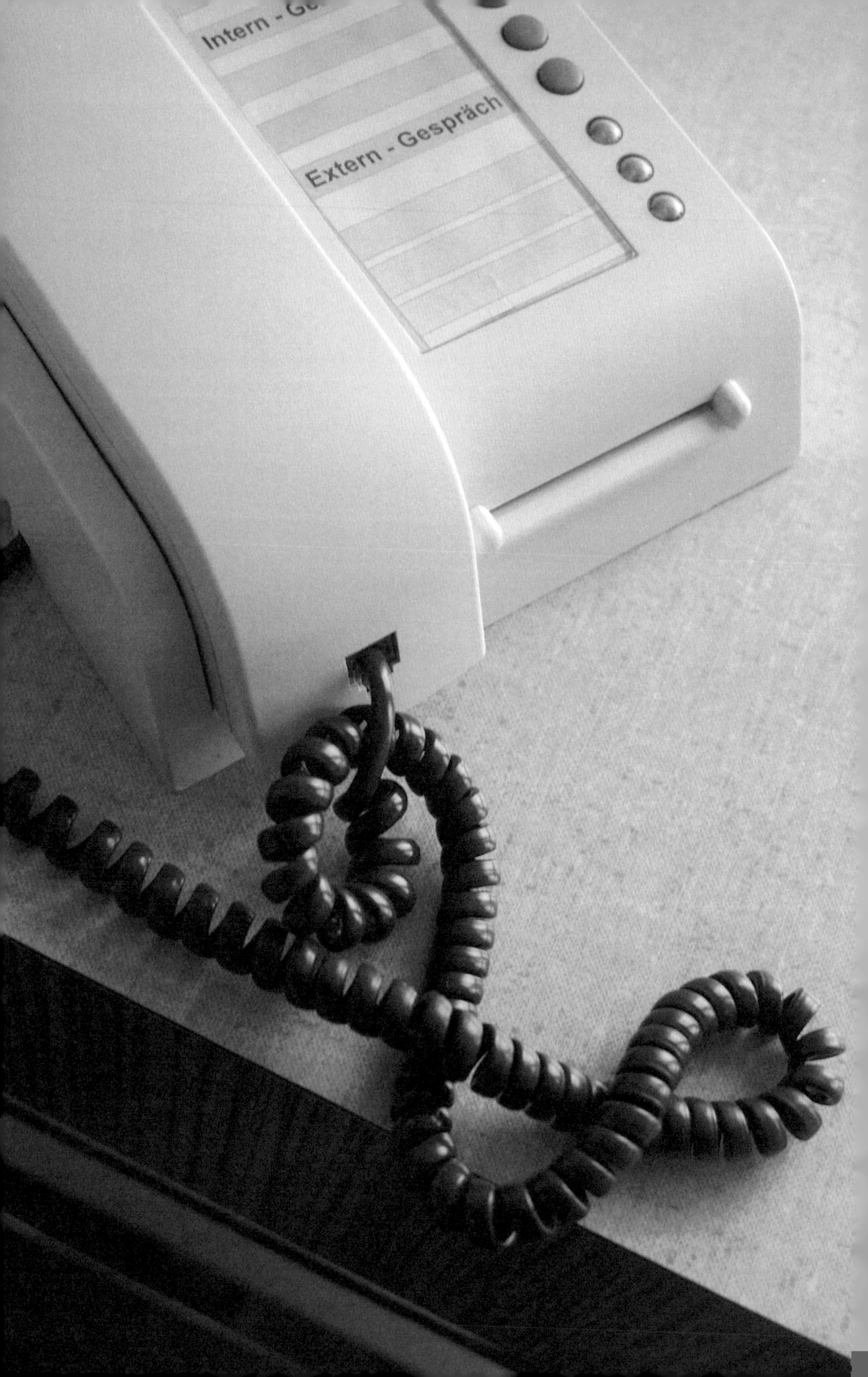
Extern - Gespräch

Prominenz im Spital

Berufen, Patient zu sein

Verrauchte Feierlichkeit

Neue Perspektiven

begleiten und ermutigen

«Beim Kranksein kommt es darauf an, ob du dein Leiden geduldig trägst oder ob es ‹nutzlos› an dir vorübergeht.»

Prominenz im Spital

Für Elisabeth Feurer ist es hart und langweilig, für ganze drei Wochen abgesondert in einem Spitalzimmer ausharren zu müssen. Das vierzehnjährige Mädchen hat Hirnhautentzündung, und diese Krankheit ist sehr ansteckend.

Ein sonderbares Geräusch von nebenan lässt die Monotonie zur Nervenprobe werden: Was kann das sein, was da durch die Wand zu vernehmen ist und nicht mehr aufhört? Ihre empfindlichen Ohren werden stundenlang strapaziert. Schliesslich erzählt ihr Schwester Lina vom Patienten im Nebenzimmer und seinem Atemapparat. Auch Albert Brändle erfährt von seiner neuen Zimmernachbarin. Er nimmt Kontakt auf, indem er ihr Bildbände bringen lässt.

Elisabeth wird neugierig, möchte den gelähmten Nachbarn kennen lernen. Als sie ihr Zimmer endlich wieder verlassen darf, muss sie sich doch überwinden. Sie fürchtet den Moment, in dem sie diesem hilflosen und an eine Maschine angeschlossenen Menschen zum ersten Mal begegnet.

Sofern das konkrete Schicksal dem Menschen ein Leid auferlegt, wird er in ihm eine Aufgabe sehen müssen. Er muss sich zu dem Bewusstsein durchringen, dass er damit sozusagen im ganzen Kosmos einmalig und einzigartig dasteht.

Elisabeth findet nicht einen «am Boden zerstörten» Kranken vor, sondern einen aufgestellten und offenen Mann. Sie beginnt ihn zu bewundern. Wie viele andere erfährt auch sie, dass sich nur schon durch seine Präsenz die eigenen Probleme wie von selbst verkleinern. Albert Brändle macht nicht in Selbstmitleid. Trotz seiner Hilflosigkeit strahlt er eine unglaubliche Zuversicht aus. Auch Elisabeth sagt sich manchmal in einem Tief: Jetzt gehst du zu ihm, schaust ihn an – und wirst zufrieden und befreit zurückkommen.

Nachdem Elisabeth entlassen wird, verliert sich der Kontakt zunächst, abgesehen von gelegentlichen Kartengrüssen.

Ich durfte unzähligen Menschen Freude, Kraft und Mut schenken. Viele Kranke darf ich trösten, viele Invalide aufrichten, sogar Gesunde beraten.

Albert Brändle wird nicht müde, von seinem Spitalbett aus ein Beziehungsnetz aufzubauen. Dutzende von Bekannten, Verwandten und Freunden finden den Weg zu ihm. Spontane Kontakte mit jungen und älteren Menschen entstehen, vor allem mit Patienten und ihren Angehörigen. Im persönlichen Gespräch – trotz akustischen Verständigungsproblemen – und in Briefen berührt Albert Brändle viele Leute, weil er Anteil an ihrem Leben nimmt. Er ist ein ausgezeichneter Zuhörer, der niemandem vorschnell Ratschläge gibt. Seine Lebenshaltung wirkt ermutigend: Hadere nicht, sag Ja zu deinen Schwierigkeiten. Sie sind nicht das Letztendliche. Wir Menschen wachsen an ihnen und reifen, Gott entgegen.

Albert Brändle wird keineswegs weltfern. Als belesener und kontaktfreudiger Mensch weiss er, was die Leute ausserhalb «seines» Spitals beschäftigt. Und er hat ein ausgezeichnetes Namensgedächtnis. Im «Echo», der Hauszeitschrift der Missionsgesellschaft Immensee, schreibt er bereits 1958 von «hohem» Besuch. Stolz und mit seiner typischen Ironie lässt er in seine Gästeliste blicken: Seine Exzellenz Dr. Franziskus von Streng, Bischof von Basel; Seine Gnaden Abt Thomas Keller, Hauterive; Seine Durchlaucht Lazarus Graf Henckel von Donnersmark, Baden-Lugano. Sie alle waren in Privataudienz bei ihm.

Durch seine Radiopredigt, seine Weihnachtsrundbriefe und die Friedensbotschaft im Fastenopferkalender reiht sich «Herr Frater» allmählich selbst in die Liste der Prominenten. Vor allem aber durch seine im Kanisius Verlag veröffentlichten Schriften «Brief an einen Kranken» und «Gib mir Deine Hand» wird er bekannt. Während siebzehn Jahren redigiert er vom Spitalbett aus für den «Ring invalider Mädchen» – ein Zweig der Jugendorganisationen Blauring und Jungwacht – die Zeitschrift «Puls».

Berufen, Patient zu sein

1969 wird Elisabeth Feurer, inzwischen achtzehnjährig, wieder Patientin im Luzerner Kantonsspital. Sie leidet an einer Krankheit, die zu ständig wiederkehrenden Fieberschüben führt. Schwierig sind insbesondere die extremen Wechsel: Es geht ihr tagelang sehr schlecht – dann plötzlich wieder gut.

In guten Phasen wird es ihr langweilig im Spital. Dann geht sie nach oben zu Albert Brändle. Stundenlang hören sie Musik. Sie liest ihm aus literarischen Werken vor. Es entsteht ein kultureller Austausch mit intensiven Gesprächen über Glaubens- und Lebensfragen. Der «Gesündeste im ganzen Spital», wie Albert Brändle sich selber bezeichnet, vermittelt ihr Lebenserfahrung. Und, was die zwei als Geheimnis hüten: Er führt Elisabeth in die Weinkultur ein. Schmunzelnd beteuert sie: Wir kosteten immer nur einen kleinen Schluck – aber mit grossem Genuss, und begleitet von der Suche nach passenden blumigen Wörtern.

Wir sind berufen, ihnen vorzuleben, dass das Leben einen Sinn hat. Auch das Leben eines lebenslang Kranken, eines Behinderten. Viele körperlich gesunde Menschen spüren etwas von dem Geheimnis, das in einem solchen Leben verborgen liegt.

Im Auf und Ab ihres Krankheitsverlaufs ist Elisabeth Feurer einige Male nahe am Sterben. Zweimal kann sie loslassen und stellt sich auf ihren Tod ein. Sie kommt nur noch mühevoll mit dem Weiterleben zurecht. Doch Albert Brändle stärkt sie mit Hoffnung und neuer Lebenskraft. Er strahlt durch ein bedingungsloses Gottvertrauen Sicherheit aus. Wenn Elisabeth voller Zweifel ist und alles sinnlos findet, sagt er ihr: Lege dich auf das Kissen. Das bedeutet: Auch du kannst dich ausruhen und in Gottes Hand hinein geben. Er meint es gut mit dir.

Immer wieder wird Elisabeth monatelang aus Elternhaus und Schule gerissen, weil sie für Bestrahlungen ins Spital zurückkehren muss. In solchen Krisenzeiten fühlt sie sich von Albert Brändle begleitet. Ohne das Gefühl, irgendwie missioniert zu werden, wie sie das bei andern erlebt hat. Nach ihrer Genesung bleibt die Verbindung zu Albert Brändle bestehen.

Krankheit und Leid lasten nicht als Fluch über dem Leben, sondern erweisen sich als Berufung, als Gnade.

Anteilnahme und Geselligkeit sind Albert Brändles persönliche «Medizin» gegen Vereinsamung. Seine Aufgabe als seelsorgender Patient ist ein Geben und Nehmen, das ihn im Lot hält. Gelähmt ist nur der Körper; die psychischen Kräfte dieses Mannes sind es keineswegs. Sie wollen etwas bewirken und gestalten. Darum ist das Schreiben für Albert Brändle existenziell. Für ihn selbst ist es Ermutigung und Wohltat. Wie sonst hätte er sagen können: Das Schreiben ist mein Hobby, mein Beruf, mein Leben.

In dem, was ich jetzt bin und was ich arbeite, erfülle ich einen Dienst an den Menschen. Ich bin auf meine Weise ein Diakon. Mein Berufswunsch von ehedem erfüllt sich auf eine andere, tiefere Weise.

Renata-Gertrud Hauser blieb fünf Jahre in Immensee. Im Haus der Missionsgesellschaft hatte sie so etwas wie ihre zweite Heimat gefunden, der sie zeitlebens verbunden blieb. So entging es ihr nicht, dass Albert Brändle 1956 ins Spital eingewiesen wurde. Ohne ihn vorher wirklich gekannt zu haben, besuchte sie ihn unmittelbar nach dem Erwachen aus seiner Bewusstlosigkeit. Renata wurde zu einer seiner Stützen während der ganzen Spitalzeit. Sie besuchte ihn regelmässig, oft ausserhalb der Besuchszeiten. Und da beide den «Immenseer Geist» teilten, entstand bald eine innige Verbundenheit und Verständigung, die nicht vieler Worte bedurfte. Indem Renata erlebt, wie Albert langsam sein Schicksal annehmen kann, erschliesst sich ihr ein Sinn des Menschseins über das Irdische hinaus: Ich gehe zu ihm ins Spitalzimmer hoch und erlebe eine Kraft, die von «ganz oben» wirkt. Renata ist überzeugt: Es war für ihn ein Gnadenerlebnis, langsam wahrzunehmen, wie viel er in seiner Situation doch noch zu tun in der Lage war. Es wurde ihm zum Geschenk, dass er sein neues Leben in diesem Licht sehen konnte.

Zu dieser Gnade gehören auch die Kinder, zu denen er einen direkten Draht hat. Es ist Erholung für ihn, wenn er ihnen beim Spiel zuschauen kann. Kinderbriefe mit Zeichnungen freuen ihn am meisten. Kinder haben ihm in der Anfangszeit im Spital geholfen, aus seinem Tief herauszukommen. Als Renata-Gertrud Hauser 1959 zum dritten Mal schwanger ist, spürt sie: Es wird ihm gut tun, neues Leben wachsen zu sehen und es mitzutragen. Sie fragt Albert Brändle, ob er der Götti der kleinen Fränzi werden wolle. Er nimmt an und wird damit seinerseits zum treuen Begleiter der Familie.

Verrauchte Feierlichkeit

Immer wieder in der Adventszeit wird sich Elisabeth Feurer bewusst, dass Albert noch nie einen geschmückten Weihnachtsbaum in seinem Zimmer gehabt hat. Was gäbe sie drum, mit ihm einmal richtig zu feiern. Aber Jahr für Jahr klappt es nicht! Bis es endlich doch so weit ist: Elisabeth bringt ein echtes Christbäumchen mit Kugeln und Kerzen in Alberts Spitalzimmer. Er ist ausser sich vor Freude. Sie zünden die Kerzen an, singen Lieder und feiern Weihnachten. Eine glückliche und besinnliche Stimmung erfüllt den Raum. Sogar die Wunderkerzen fehlen nicht.

Plötzlich wird die Tür aufgerissen – Stationsschwestern stürmen herein und werfen panisch ein Löschtuch über den friedlich leuchtenden Baum. Die halbe Belegschaft ist durch Feueralarm aufgeschreckt. Die Wunderkerzen haben ihren Lichtzauber exakt unter dem Rauchfühler versprüht. Elisabeth und Albert sind geschockt, alle Feierlichkeit ist verraucht. Und weil ihnen definitiv klar geworden ist, dass brennende Weihnachtsbäume in Spitalzimmern verboten sind, wird diese Aktion von Feurer und Brändle einmalig bleiben. Doch meistens ist es Albert Brändle selber, der Leute ins Fettnäpfchen treten lässt oder sie mit Humor abholt. Er kann spontan Zusammenhänge knüpfen, die Menschen über sich selbst lachen lassen. Manchmal sagt er etwas Ernstes mit Humor, damit es leichter zu ertragen ist.

Beim Kranksein kommt es darauf an, ob du dein Leiden gelassen annimmst und geduldig trägst oder ob es «nutzlos» an dir vorübergeht, ohne dich in deinem Innersten getroffen und verändert zu haben.

Humor, Geselligkeit und Bezogenheit auf sein Gegenüber haben bei Albert Brändle aber eine Kehrseite. Freunde haben nach Jahrzehnten intensiven Kontakts manchmal Mühe, eine gewisse Unnahbarkeit bei ihm zu überwinden. Seine Aufgestelltheit wird dann zur unüberwindbaren Barriere, hinter der sich zeitweise eine andere Wirklichkeit verbirgt. Sie sehen es seinen Gesichtszügen an, wenn es ihm nicht gut geht. Durch seine Atemöffnung unterhalb des Kehlkopfes ist er anfällig für Infektionen und Erkältungen. Dann gerät er oft in «verdüsterte Tage» mit tiefer Trauer und Wehmut. Und wenn er gar an Lungenentzündung erkrankt, dann leidet er sehr und ist von Atemnot geplagt. Er erlaubt es sich sehr selten, seine Not auszudrücken, wenn er gerade Mühe mit dem Leben hat. Manchmal hat Elisabeth Feurer das Gefühl, dass es eigentlich in ihm kocht. Dann könnte sie ihn schütteln: Sag es doch auch einmal, wenn es dir schlecht geht! Klage doch auch mal, lass es raus! Aber sie getraut sich nicht. Vielleicht käme zu viel vom anfänglichen Schmerz wieder hoch, fürchtet sie. Vielleicht braucht er diesen Selbstschutz.

Auch wenn er dann einmal selbst das Gesprächsthema ist, geht es an einem bestimmten Punkt nicht weiter. Manchmal bekommt sie den Eindruck, er habe das fest mit sich und Gott ausgemacht. Irgendwie verlangt Albert Brändle auch in schwersten Zeiten von sich, stark zu bleiben. Obwohl er dauernd gezwungen ist, um Hilfe zu bitten – sie anzunehmen, das bleibt schwierig für ihn. Trotzdem bleibt er zeitlebens auf andere angewiesen. Für jede Handreiche, zum Essen und Trinken, ja selbst zum Atmen muss er um Unterstützung fragen. Auch besuchen kann er niemanden selbständig. Diese lebenslange Abhängigkeit widerspricht seinem Wesen zutiefst.

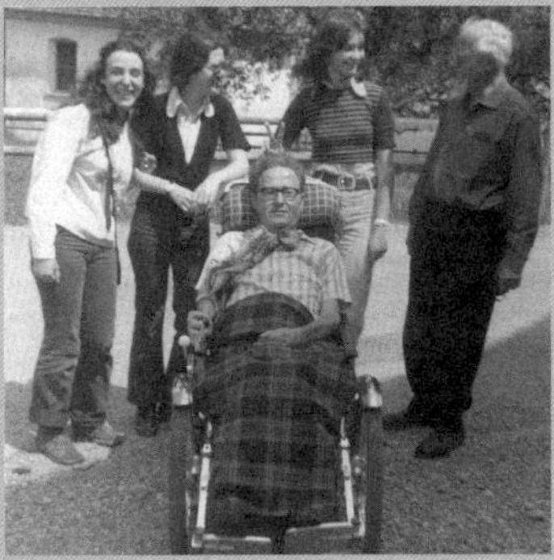

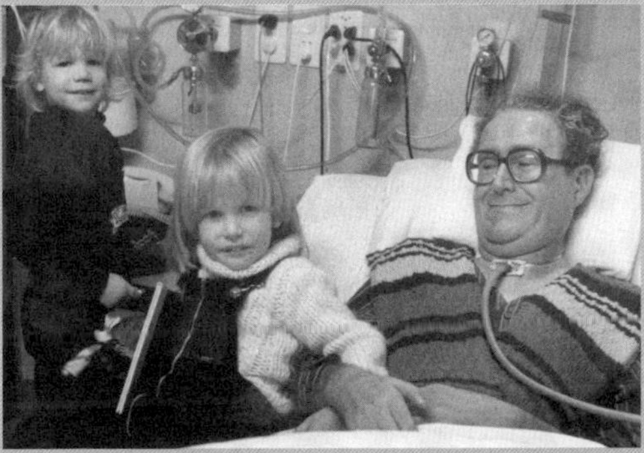

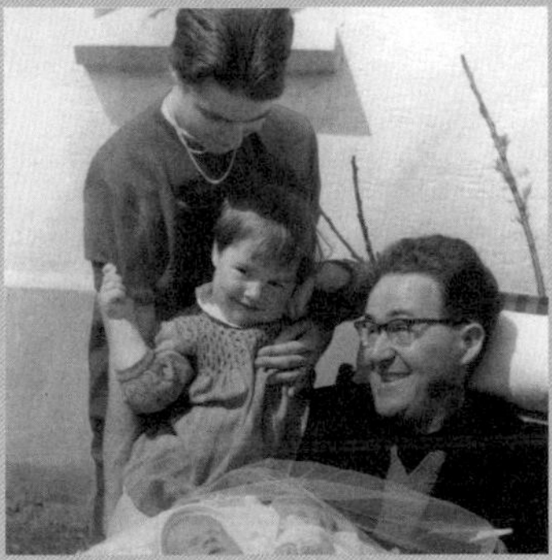

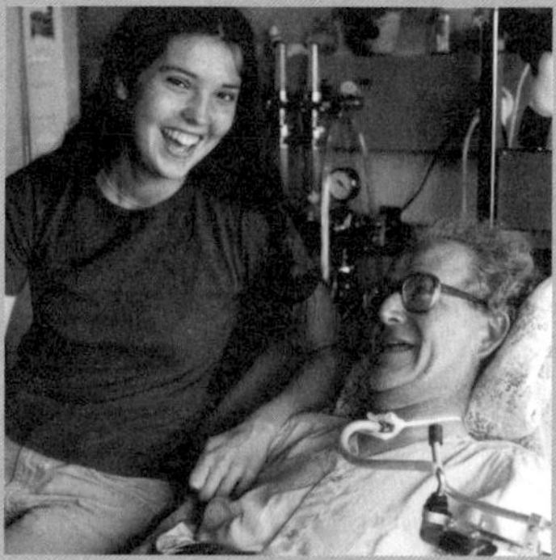

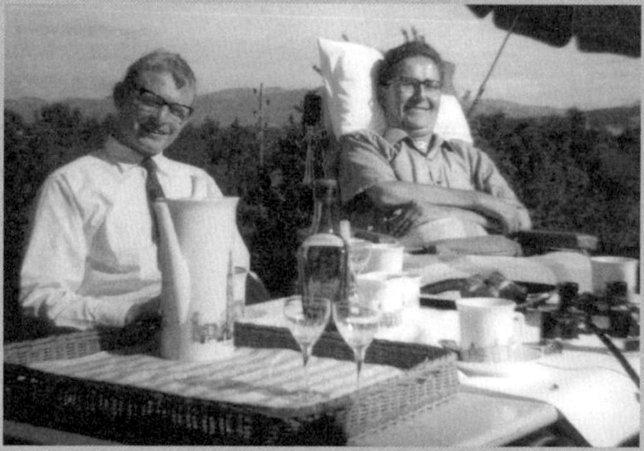

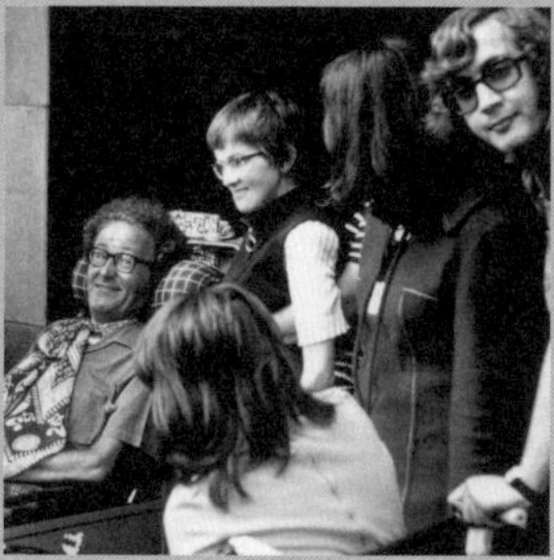

4
2
U1
E
U3
U2

Aktion Zauberflöte

Fahrt ins Blaue

Geburtstagsfest bei Barbara

Glück im Unglück

Ausfahrten und Abenteuer

festen oder fasten

«... das war mein Beitrag zu den 800-Jahr-Feierlichkeiten, doch niemand hat mir dafür ein Denkmal gesetzt!»

Aktion Zauberflöte

Es ist Donnerstag, 16. Dezember 1971. Seltsame Szenen spielen sich im Zuger Gerichtsgebäude ab. Der 22-jährige Luzerner Soziologiestudent Urban Camenzind muss vor den Schranken des Divisionsgerichts 9A erscheinen, weil er sich geweigert hat, seinen ersten Wiederholungskurs als Kanonier der Festungsartillerie zu absolvieren. Im Gerichtssaal entwickeln sich im Verlaufe der Verhandlung hitzige Wortgefechte zwischen den Richtern in Militäruniform und dem angeklagten Studenten.[1]

Wiederholt wird Urban Camenzind, der sich seit einiger Zeit als Aktivist bei den jungen Linken in Luzern betätigt, von Oberst Annen unterbrochen: «Ihre Kritik interessiert uns nicht, wir müssen um zwölf Uhr mit der Verhandlung zu Ende sein.» ... «Diese Begründung haben wir schon oft gehört, kommen Sie endlich zur Sache – wir wollen von Ihnen keinen Vortrag hören!» – Nach der zweiten Unterbrechung seines Plädoyers in eigener Sache will der Student den Gerichtssaal demonstrativ verlassen. Er packt seine Akten zusammen, doch wird er von zwei Kantonspolizisten am Weggehen gehindert. Im gleichen Moment begeben sich zwei der Sympathisanten Camenzinds zum Vorsitzenden und verlangen von ihm, dass das hinter seinem Rücken hängende Kreuz von der Wand und aus dem Saal zu entfernen sei.

Bereits in der Voruntersuchung hat sich Camenzind geweigert, die Fragen des Untersuchungsrichters zu beantworten. Er möchte an der Verhandlung mit den Richtern von Mensch zu Mensch diskutieren, betont der selbstbewusste Student. Das Gericht habe gar keine Legitimation, über ihn zu richten, und der Verteidiger sei ohnehin nur als Statist an der Verhandlung zugegen!

Die überaus emotionsgeladene Gerichtsverhandlung endet mit einem Urteilsspruch, der für den uneinsichtigen Dienstverweigerer ein drastisches Strafmass mit sich bringt: Der Auditor hat zwar eine Haftstrafe von zwei Monaten beantragt, das Gericht verurteilt

[1] Die erwähnte Gerichtsverhandlung ist in einem Artikel, der am 17.12.1971 in den Luzerner Neusten Nachrichten erschienen ist, detailliert dokumentiert.

Camenzind indessen zu vier Monaten und gleichzeitigem Ausschluss aus der Armee.

In der Folge verbringt Urban Camenzind einen ganzen Monat im Luzerner Zentralgefängnis in Einzelhaft. In dieser Zeit wird er mit Grenzerfahrungen konfrontiert, wie er sie in seinem bisherigen Leben noch nie gemacht hat: Wesentlich härter als erwartet ist für ihn das lange Eingesperrtsein in der Einzelzelle. Es gibt hier nur die primitivsten Einrichtungen. Ein einfaches Bett und zuoberst am Kopfende eine WC-Schüssel. Am Morgen reicht man ihm einen Milchkessel voll Wasser, der für den ganzen Tag reichen muss. Nicht ein einziges Buch, nicht einmal eine Bibel steht ihm in der Gefängniszelle zur Verfügung, um die endlosen Stunden einigermassen aushalten zu können. Urban kommt sich wie ein Schwerverbrecher vor! Als ihm sogar – auf Grund einer falsch interpretierten Anweisung des vorübergehend ins Ausland verreisten Gefängnisdirektors – die elementarsten persönlichen Effekten – etwa die Zahnbürste – vorenthalten werden, legt er heftigen Protest ein. Erst nach der Rückkehr des Direktors, der die Einschaltung der Presse fürchtet, beginnt sich das strenge Regime zu lockern, ja er wird fortan sogar auf bevorzugte Weise behandelt. So wird ihm nun angeboten, die drei noch verbleibenden Monate seiner Strafe in Form von Halbgefangenschaft zu verbringen. Urban Camenzind hat denn auch schon bei der Gerichtsverhandlung deutlich gemacht, dass er sich anstelle einer Gefängnisstrafe eigentlich lieber durch einen Arbeitseinsatz in einer sozialen Institution für die Allgemeinheit nützlich machen möchte. Camenzind hat Glück: Während dreier Monate darf er einen Sozialeinsatz im neu eröffneten Behindertenheim «Eichwäldli» leisten. Allerdings muss er stets unmittelbar nach getaner Arbeit wieder ins Zentralgefängnis einrücken, um die Nacht ordnungsgemäss in der Zelle zu verbringen.

So ist für ihn auch klar, dass er sich dieses Jahr – erstmals in seinem Leben – an den Gedanken gewöhnen muss, dass er seinen Geburtstag für einmal nicht in «gebührendem Rahmen» wird feiern können...

Doch zehn Tage vor seinem 23. Geburtstag löst bei ihm eine unerwartete Postsendung einige Verwunderung aus: Ein anonymer Absender hat ihm einen mysteriösen Brief ins Zentralgefängnis geschickt, in dem lediglich das Codewort «Aktion Zauberflöte» zu entnehmen ist. An den folgenden Tagen erreichen ihn in regelmässigen Abständen weitere Sendungen, deren Begleitbriefe jedes Mal durch ein anderes Schriftbild gekennzeichnet sind. Und in jedem Päckli liegt ein einzelnes Teilstück einer Flöte. Urban Camenzind ist ratlos: Auf Grund des Poststempels kann er nicht auf einen bestimmten Absender schliessen, da die Sendungen stets wieder in einer anderen Region der Schweiz aufgegeben wurden. So kann er auch mit grössten detektivischen Anstrengungen nicht herausfinden, wer wohl der Urheber dieser immer rätselhafter werdenden Päcklikaskade sein könnte. Zudem gerät er auch von Seiten der Gefängnisdirektion, die alle eingehenden Postsendungen öffnet, zunehmend unter Druck: Diese möchte von ihm wissen, wer oder was hinter dieser seltsamen Aktion steht. Doch auf diese Frage kann Urban Camenzind dem Direktor beim besten Willen keine Antwort geben.

Am Tag seines 23. Geburtstages schliesslich kommt Camenzind pflichtgemäss seiner Tätigkeit im Behindertenheim «Eichwäldli» nach, wird jedoch nach Abschluss seiner Arbeit von einem Taxichauffeur abgefangen, der ihm erklärt, er müsse ihn im Auftrag der Gefängnisdirektion abholen. Perplex steigt Urban Camenzind ins Taxi, das ihn allerdings nicht zum Zentralgefängnis, sondern zum Luzerner Kantonsspital chauffiert. Erst jetzt geht ihm ein Licht auf! Augenblicklich wird ihm klar, wer der Urheber der mysteriösen Vorgänge der letzten Tage gewesen sein muss: Tatsächlich war es Albert Brändle, der die ganze Aktion von seinem Spitalbett aus geradezu «generalstabsmässig» organisiert hat. Im Spital erwartet den temporären Gefängnisinsassen denn auch eine perfekte Geburtstagsparty, zu der noch weitere zehn Gäste geladen sind. Als Geschenk übergibt ihm Albert bei dieser Gelegenheit den letzten noch fehlenden Teil der Flöte und lässt auch gleich etwas Musik aus Mozarts

Zauberflöte abspielen. Urban Camenzind kann es fast nicht fassen, dass der Chefpatient, den er vor einiger Zeit durch seine Behindertenarbeit kennen lernte, so etwas zustande gebracht hat!

Als Urban Camenzind pünktlich wieder im Zentralgefängnis eintrifft und sich in seiner Zelle zum Schlafen bereit macht, dringt durch das vergitterte Gefängnisfenster von der Strasse her unverkennbar Flötenmusik: Albert Brändles Geburtstagsüberraschung findet damit ihren krönenden Abschluss.

Noch lange wird Urban Camenzind dieser Tag in Erinnerung bleiben. Und auch Albert Brändle wird ihm künftig bei seinen Besuchen immer und immer wieder einen Satz zurufen, mit dem er auf die Zeit seines Gefängnisaufenthaltes als Dienstverweigerer im Luzerner Zentralgefängnis anspielt: «Auf den Sieg der gerechten Sache!»

Fahrt ins Blaue

Mit zunehmender Verbesserung seiner gesundheitlichen Situation weitet sich auch der Aktionsradius des «Chefpatienten» mehr und mehr aus. Albert Brändle freut sich, dass er an warmen Frühlings- und Sommertagen das Spital immer öfters für eine Ausfahrt im Rollstuhl verlassen kann. Vorerst sind es kleinere Ausflüge, etwa zum Luzerner Quai oder zum Wagner-Museum. Allerdings sind solche Unternehmungen für Albert Brändle nur möglich, wenn er eine Begleitperson findet, die unterwegs mit dem lebenswichtigen Handbeatmungsgerät umzugehen versteht. Oft sind es Studenten aus dem Missionsseminar Schöneck, die für Ausfahrten mit dem «Chefpatienten» bereitwillig ihre Freizeit zur Verfügung stellen. Sie begleiten ihn auch zu Verwandtenbesuchen: nach Wohlen zu seinen Eltern oder zu seinen Geschwistern.

Einer der Seminar-Bewohner, die regelmässig Albert Brändle in den Sommerferien betreuen, ist Herbert Keller. Nachdem er seine Elektrikerlehre abgebrochen und als diplomierter Landwirt keinen Hof gefunden hat, ist er zu den Immenseern gestossen, um seine beruflichen Fähigkeiten in der Entwicklungshilfe einzubringen. Als aber das ins Auge gefasste Interteam-Projekt ins Wasser fällt, entschliesst er sich zu einer einjährigen Auslandreise. Er fährt zur See und arbeitet als Matrose. Später stellt sich Herbert Keller zwölf Jahre lang – jeweils von Mai bis September – als Albert Brändles persönlicher Werktagsbegleiter zur Verfügung. Es ist eine Zeit, in der Herbert Keller Gelegenheitsarbeiten macht oder ohne Job ist. Meistens ruft der Chefpatient an und sie beraten am Telefon, ob sich das Wetter für einen kleinen Ausflug eignet. Oft umrunden sie den Rotsee oder machen ausgedehnte Spaziertouren am Ufer der Luzerner Bucht oder dem Reuss-Ufer entlang. Von Mann zu Mann entstehen viele Gespräche, sie teilen Sorgen und Ansichten, reden, philosophieren und politisieren. Es entsteht viel Nähe und eine tiefe Freundschaft.

Willkommene Unterstützung erhält Albert Brändle bei seinen Ausfahrten auch von einem ehemaligen China-Missionar, Friedrich Bossart, der sich in der Freizeit als Chauffeur zur Verfügung stellt. Mit einem Kleinbus unternehmen sie – häufig begleitet von weiteren Freunden und Bekannten – abwechslungsreiche Ausflüge in der Zentralschweiz. Oft sind auch junge Leute mit dabei, die mit Gitarre und Gesang für Stimmung sorgen. Albert geniesst diese Kontakte und findet dank seines wohltuenden Humors stets einen guten Draht zu den Jugendlichen.

Geburtstagsüberraschung für Barbara

Auch zu Kindern pflegt Albert Brändle sehr herzliche Beziehungen, die nicht selten über viele Jahre hinweg andauern und von regem Briefkontakt begleitet sind. Der Chefpatient lässt keine Gelegenheit aus, um ihnen seine Glückwünsche zukommen zu lassen: etwa zum Geburtstag, zum Namenstag oder zur Erstkommunion – und dabei kommt es vor, dass er schon die Briefadresse in Reimen formuliert. Auch Barbara Anderhub zählt zu den Glücklichen, die regelmässig von seinen originellen Briefen überrascht werden. Der Chefpatient ist stolz darauf, dass er sie bereits seit ihrer Geburt persönlich kennt, und freut sich, wenn Barbara bei Besuchen im Spital auf seiner Bettdecke sitzt und ihm Gesellschaft leistet. Erst gerade fünfzehn Monate alt ist Barbara, als sie von Albert einen ersten Brief in Versform zugestellt bekommt, der eine einzige Liebeserklärung ist.

O Barbara, Du lieber Schatz,
Du kommst mir vor wie Gottes Spatz
in seinem grossen Garten.
Du säst noch nicht und erntest nicht,
Du sammelst und vergeudest nicht –
Du kannst noch nichts als warten.

Doch Albert Brändle lässt es nicht bloss bei schönen Verslein bewenden, um seine Zuneigung zu dem kleinen blonden Mädchen zum Ausdruck zu bringen. So bürgert sich einige Jahre später die Tradition ein, dass Albert eigens für Barbaras Geburtstag einen Ausflug der besonderen Art organisiert. Bis zuletzt wird das Ziel der Reise, die Albert von langer Hand vorbereitet hat, streng geheim gehalten. Besondere Freude bereitet es ihm, wenn beim obligaten Ratespiel völlig falsche Destinationen genannt werden. Das regt ihn erst recht dazu an, bei der Reiseroute ein paar Umwege einzuplanen, um damit die allgemeine Verwirrung noch etwas zu vergrössern. Und so stellen die Passagiere bald einmal fest, dass die Reise eben doch nicht an den Zugersee führt, sondern vielmehr die Gegenrichtung eingeschlagen wird. Die Fahrt geht diesmal Richtung Hergiswil und Stans, dann der Engelberger Aa entlang, bis dann endlich das Ziel erreicht ist: das «Ende der Welt» – ein lauschiges Plätzchen, nahe bei Engelberg gelegen.

Solche Ausflüge sind für Albert Brändle stets eine willkommene Abwechslung in seinem Spitalalltag. Wenn sie für ihn auch mit einigen Strapazen verbunden sind, so möchte er diese Erfahrungen doch nicht missen.

Das Warten ist auch mein Geschick.
Ich tu es sanft und ohne Trick,
doch klar und unverschwommen:
O Barbara, ich lieb' Dich heiss,
ich sehne Dich herbei und weiss:
Nun wirst Du dann bald kommen!

Einige Male geschieht es, dass der Chefpatient seine kleine Freundin Barbara zu ihrer Überraschung direkt von der Schule abholt, um sie nach Hause zu begleiten, wo sie im Garten der Familie ein fröhliches Geburtstagsfest erwartet. Diesmal hat Albert – neben der traditionellen Ananas-Royal-Torte, die Barbara über alles liebt – noch eine weitere Überraschung mitgebracht: eine Schachtel, eingehüllt in Geschenkpapier. Doch beim Auspacken runzelt das Geburtstagskind je länger, je mehr seine Stirn, als es entdeckt, wie hinter dem Geschenkpapier immer deutlicher die Verpackung einer Barbie-Puppe zum Vorschein kommt. Zwar hat Albert Brändle in den vergangenen Jahren immer wieder damit «gedroht», ihr eine solche Puppe zu schenken, worauf ihm Barbara stets deutlich zu verstehen gab, dass sie Barbie-Puppen nicht ausstehen könne. Aber dass Albert dieses Vorhaben auch tatsächlich in die Tat umsetzen würde, damit hat Barbara nun wirklich nicht gerechnet! Doch beim Öffnen der Barbie-Verpackung kommt erst die eigentliche Überraschung: In der Schachtel befindet sich etwas, das sie wirklich gewünscht hat, nämlich ein Büchergutschein.

Du Freundin, mir ist's bittrer Ernst!
Und dass Du mir auch etwas lernst
Aus diesen vielen Zeilen:
Am Mittwoch-, Samstagnachmittag,
da komm doch über 'n Gartenhag
und tu bei mir verweilen!

Glück im Unglück

An einem Samstagnachmittag im Juli 1978 nutzt Albert Brändle ein weiteres Mal die guten Wetterverhältnisse, um zusammen mit Jörg Gerber, einem Studenten aus dem Seminar Schöneck, eine kleine Ausfahrt zu machen. Inzwischen hat er ein praktisches Elektromobil erhalten, das er selber lenken kann und mit dem er in jüngster Zeit in Luzern und Umgebung noch etwas häufiger auf Entdeckungsfahrten geht. Doch das neue Gefährt hat, wie der Chefpatient erfahren muss, seine Tücken. An diesem Nachmittag, als Albert zusammen mit unterwegs ist, geschieht das Unerwartete: Am Luzerner Quai haben sie soeben einen Zwischenhalt eingeschaltet, um die schöne Aussicht zu geniessen. Als Albert Brändle wieder anfahren will, rollt sein Gefährt wegen eines technischen Defektes vorwärts statt rückwärts. Ungebremst saust es mitsamt seinem Fahrer vom Quai direkt in den See und versinkt augenblicklich. Jörg Gerber ist zunächst für Sekundenbruchteile vom Schock wie gelähmt, springt dann aber beherzt hinterher und schafft es noch im allerletzten Moment, Albert Brändle mit Hilfe einiger Passanten aus dem Wasser zu hieven.

Diese wollen ihn sofort beatmen, was ohnehin nichts hilft, weil der Verunglückte unter dem Hals eine Öffnung hat. Glücklicherweise hat Albert wie immer ein Halstuch mit einem Knoten getragen. Dieser verhindert jeweils bei Ausfahrten, dass feuchte Luft in die Öffnung eindringt, und reduziert so die Erkältungsgefahr. Diesmal hat der Halstuchknoten vermutlich dazu beigetragen, dass nicht sofort Wasser eindrang. Die Helfer entdecken Alberts Handbeatmungsbeutel, der noch auf dem Wasser schwimmt, so dass der Verunfallte unmittelbar nach der Rettungsaktion doch noch rechtzeitig beatmet werden kann. Innert weniger Minuten ist auch die Ambulanz zur Stelle, die Albert mit Blaulicht ins Spital zurückbringt.

Der Schreck über das Vorgefallene sitzt Jörg Gerber noch lange in den Gliedern. Doch einmal mehr versteht es Albert Brändle, seine abenteuerliche Fahrt am Luzerner Quai beim späteren Erzählen mit einem lockeren Spruch ins richtige Licht zu rücken. So schnell, kommentiert der unfreiwillige Seefahrer, auf den Einsatz der Ambulanz anspielend, so schnell war ich noch nie von einer Spazierfahrt wieder zurück im Spital. Der Schalk blitzt in seinen Augen, wenn er künftig seinen Besucherinnen und Besuchern erklärt, dass dies eigentlich sein Beitrag zu den 800-Jahr-Feierlichkeiten der Stadt Luzern gewesen sei, doch niemand ihm bis jetzt ein Denkmal dafür gesetzt habe. Dafur, bemerkt Albert Brändle mit ironischer Genugtuung Jahre später, sei ihm in der Zwischenzeit immerhin wenigstens ein «Denkzettel» verpasst worden, und verweist auf die zwei Seiten, die man ihm und seiner Lebensgeschichte im Band «Persönlichkeiten des Kantons Luzern» gewidmet hat. Nun sei er im gleichen Buch wie Bundesrat Kaspar Villiger aufgeführt, grinst er, und dieser werde endlich einmal über ihn ins Bild gesetzt.

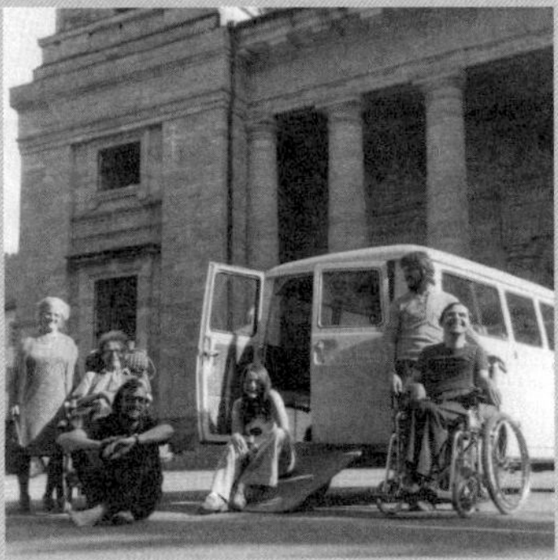

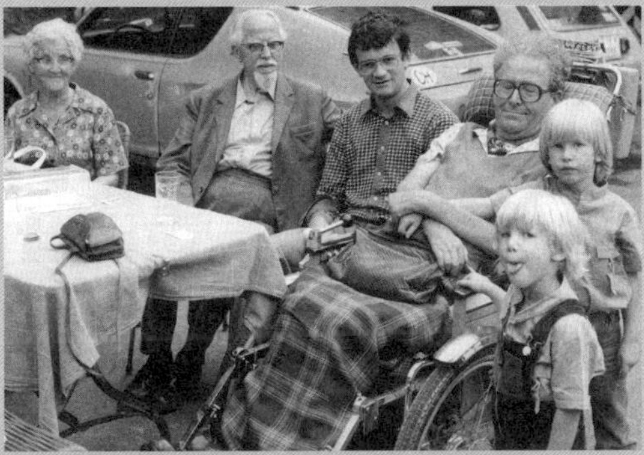

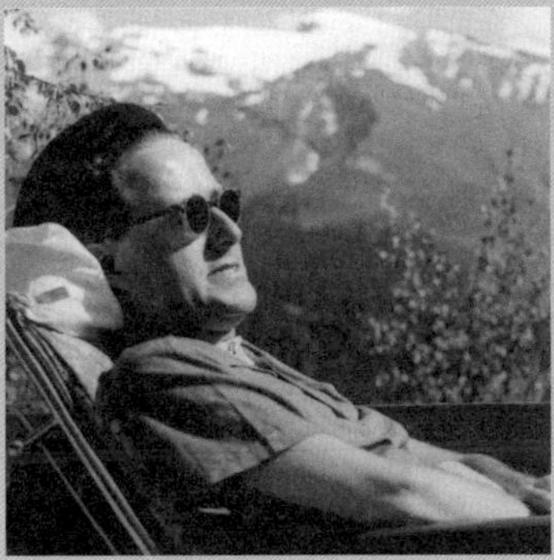

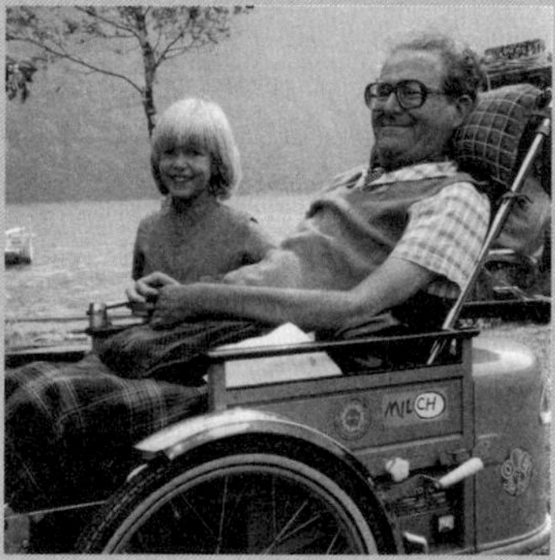
MILCH

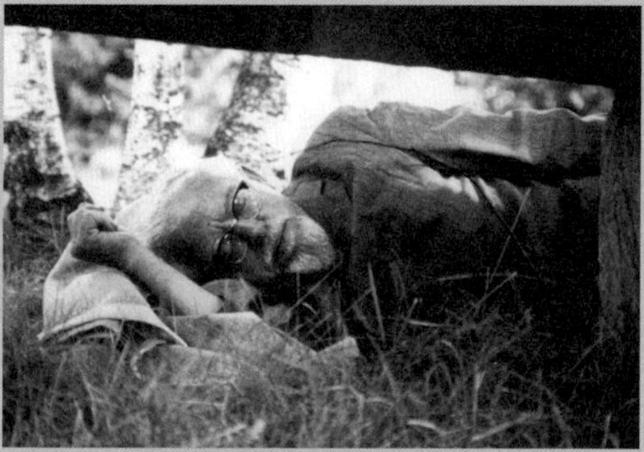

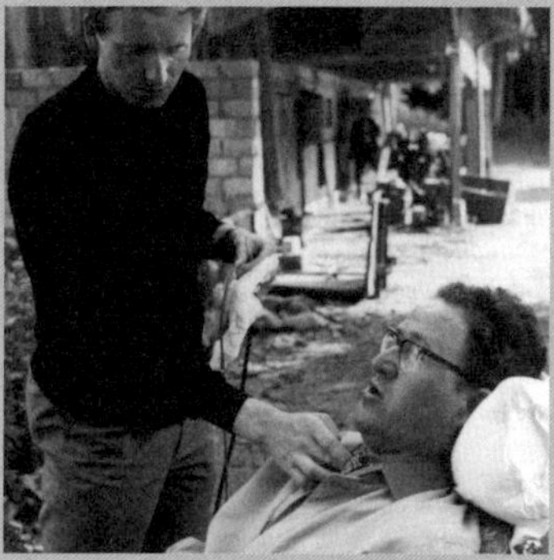

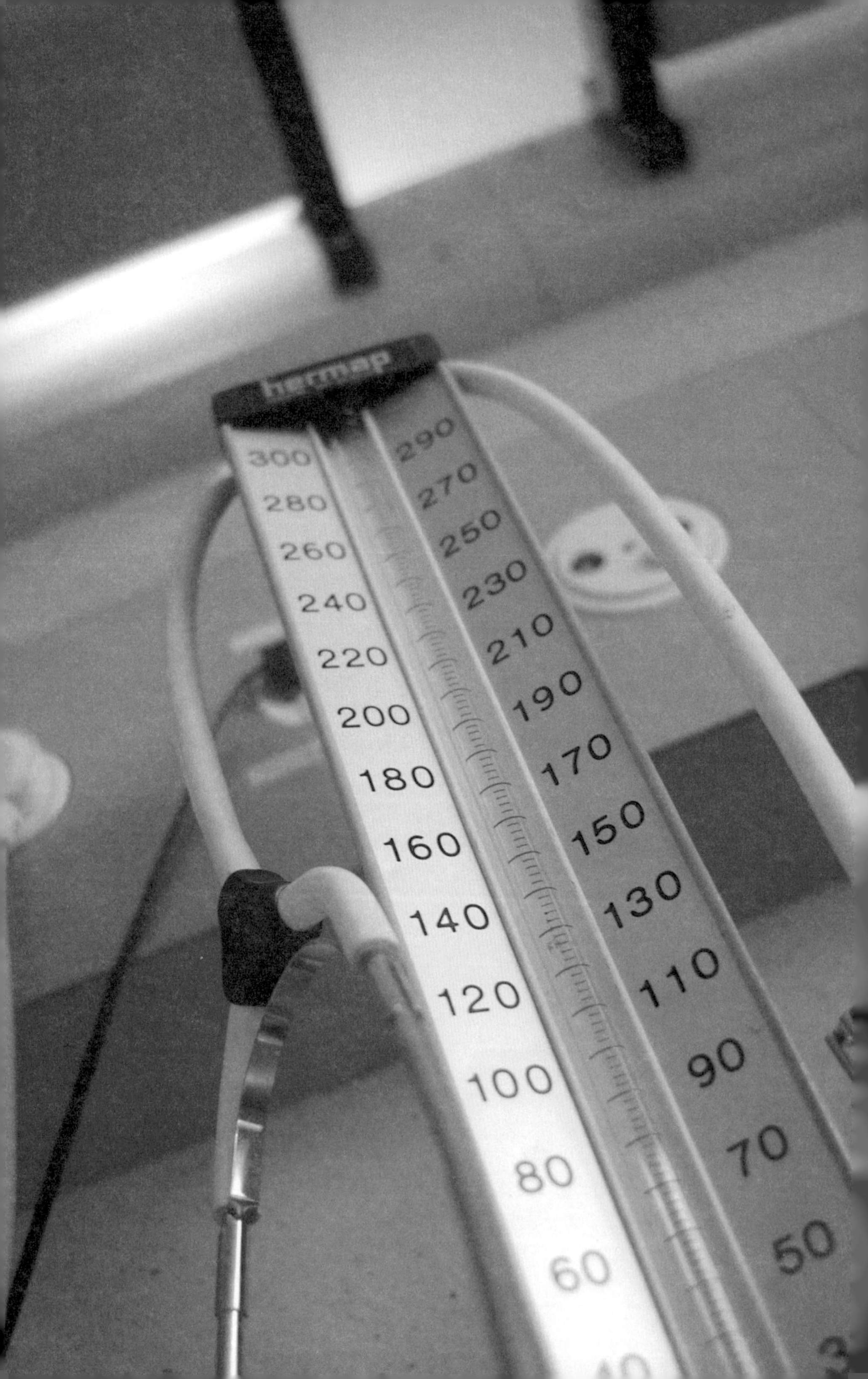

hermap
300
280
260
240
220
200
180
160
140
120
100
80
60
290
270
250
230
210
190
170
150
130
110
90
70
50

Schwestern vom «sehr guten Rat»

Neue Horizonte

Beschwerlicher Pflegealltag

Oasen- und Wüstenwelten

glauben und zweifeln

«Es war ein überwältigender Geburtstag: Himmlisch schön und höllisch streng!»

Schwestern vom «sehr guten Rat»

Auch im Spitalzimmer ist es ein Nehmen und Geben. Herbert Keller lernt bei Albert viele interessante Leute kennen. Viele suchen den Seelsorger und Patienten in derselben Person nicht aufgrund eines konkreten Leidens auf, sondern weil sie von ihm gehört haben und ihn «einfach so» kennen lernen möchten. Der wachsende Bekannten- und Brieffreundeskreis tut diesbezüglich ebenso seine Wirkung wie auch die Öffentlichkeitsarbeit: Der «Dienstälteste» im Kantonsspital hat längst über Kantons- und Landesgrenzen hinaus nachhaltige Spuren hinterlassen. Sogar Journalisten finden den Weg ins Zimmer 70. Nach wie vor ist er in der Hauszeitung der Missionsgesellschaft Immensee präsent; und seine Tradition des Adventsrundbriefes führt er beharrlich weiter.

Unser ganzes Leben ist ein Abenteuer. Wir spüren gegenwärtig wie nie zuvor die Bedrohung unseres Lebens, ja der ganzen Menschheit. Da sind wir froh und dankbar, wenn wir wieder ein Jahr heil hinter uns gebracht haben, «noch einmal davongekommen sind»! Auch wenn es zurzeit nicht rosig aussieht auf unserm geschändeten Planeten Erde, so lasst uns doch zuversichtlich ins neue Jahr schauen, denn «Gott ist bei uns am Abend und am Morgen, und ganz gewiss an jedem neuen Tag».

Nein, Albert Brändle führt keineswegs ein abgeschiedenes vergeistigtes Leben, das den Weltbezug verliert. Er bleibt ein belesener Diskussionspartner, der die Zeitungsnews manchmal besser als seine Besucher kennt. Ebenso wenig ist er ein weltfremder Frömmler, der täglich Rosenkränze betet. Das Radio gehört zu seiner Welt; und seit das Fernsehen das Leben von nah und fern auch in sein Zimmer zaubert, meinen Schwestern wahrzunehmen, dass dem Chefpatienten weniger Zeit zum Beten bleibt.

Bisweilen hält ihn sogar die Bürde einer «geistlichen» Tradition von der Spiritualität im engeren Sinne ab: In seiner Anfangszeit im Kantonsspital hatte ihn in seinem Zimmer einmal ein klösterlicher

Brief erreicht. Das brachte Albert auf die Idee, einen eigenen Stempel anfertigen zu lassen. Fortan kommunizierte er in gewissen Kreisen als Prior und Spiritual des gemischten «Klosters der barmherzigen Predigerschwestern vom sehr guten Rat Luzern».

Er hat seine «Klostergründung» sogar gewissenhaft nach Immensee gemeldet. So freudig und stolz wie hoch ironisch schreibt er in der Hauszeitung der Missionsgesellschaft: Als bisher einziger aktiver Mönch stehe ich unter der milden Herrschaft einer Frau Mutter. Zum neuen Orden gehören freie Schwestern mit noch sehr fliessenden Konstitutionen. Er ist zwar von Rom noch nicht anerkannt, dafür werde ich regelmässig mit neuen Novizinnen und Postulantinnen gesegnet. Soweit ich die Lage vom Bett aus beurteilen kann, darf das hiesige Klosterleben als blühend beurteilt werden.

Tatsächlich hat er kürzlich wieder eine Praktikantin spasseshalber zum Klosterleben berufen und mit einer feierlichen Zeremonie als Novizin aufgenommen. Genau in dem Moment geht die Türe auf – das Klopfen müssen die beiden in ihrer Sammlung überhört haben. Eine echte – und natürlich von Rom approbierte – Frau Mutter samt schwesterlicher Begleiterin – ebenso waschecht – erscheint. Peinlich, peinlich: der Besuch war sogar angemeldet. Albert Brändle hat ihn unter der Bürde seines Klosteramtes prompt vergessen. Wenigstens genügt ein energisches Handzeichen des unechten Priors, und seine inoffizielle neue Novizin verschwindet samt Kerze geräuschlos hinter der geöffneten Türe. Und mit Hilfe von Alberts überschwänglicher Begrüssungsrede kann sie unbemerkt entkommen. Solche Amtsstrapazen lassen den «Prior» schliesslich seinen Mitbrüdern bei der Missionsgesellschaft raten, sie sollten doch besser die Finger von neuen Konventsgründungen lassen.

Neue Horizonte

Wie sehr war das Jahr erfüllt von Kriegslärm, Ungerechtigkeit in vielen Schattierungen, von Rassenhass, von krassem Egoismus der kapitalistischen Länder gegenüber den «Habenichtsen der dritten Welt»! Wir sehen aber auch verschiedene Aufbrüche und zaghafte Versuche, die Welt zu verändern, dem Guten zum Durchbruch zu verhelfen, dem Frieden einen Weg zu ebnen und stets neu und unverdrossen an das Gute zu glauben.

Eigentlich hat dieselbe Einsicht die beiden Männer zusammengeführt: Herbert Keller ist als Seemann zum ersten Mal aufgegangen, dass es nicht unbedingt nötig ist, in die Missionen zu gehen, um Menschen zu helfen. Am Ort, an dem man lebt, kann das auch geschehen. Der Nächste begegnet einem jeden Tag, im Hier und Jetzt, man muss nur für ihn offen sein.

Herbert Kellers Schicksalswink war jedoch nicht so plötzlich und einschneidend wie derjenige von Albert Brändle, sondern zeichnete sich durch Jahre der Suche nach Sinn und Aufgabe allmahlich ab. Herbert wuchs in einer kleinbürgerlichen Familie, in einer kleinen Welt auf. Das erste Mal ging ihm die Welt auf, als er sein Landwirtschaftspraktikum bei einem kinderlosen Ehepaar absolvierte, das sich unter anderem für klassische Musik interessierte. Eine weitere Welt öffnete sich ihm in Immensee. Aber nach wie vor sah er für sich nur ein nonkonform geführtes Leben, das einem kaum stillbaren Freiheitsdrang folgte. Auf hoher See, in der Fremde der weiten Welt, begann sich dann aber langsam abzuzeichnen, was in seinem Leben wichtig ist. Die entscheidende Klarheit für seinen weiteren Lebensweg fand er schliesslich im Umgang mit Albert Brändle. Die beiden Freunde schenkten sich, indem jeder für den andern da war, gegenseitig Zuversicht und Zukunftshoffnung.

Vieles muss noch in Angriff genommen werden, vieles ist erst im Keimen, einiges ist schon schön im Wachstum begriffen. Menschen mit Fantasie und Optimismus sind gefragt, die uns den Weg weisen in eine bessere Zukunft, in eine Welt der Gerechtigkeit, der Liebe und des Friedens. Sind wir bereit, mitzumachen und unser Bestes zu geben?

Herbert Kellers Blickwinkel richtet sich zunehmend auf das Zwischenmenschliche: Ich merke, dass ich meine eigenen kleinen Probleme «zum Elefanten mache». Mit Albert kommt er manchmal bei verliebten Paaren vorbei und fragt sich: Wieso hab ich das nicht? Und er lernt durch Alberts Vorbild, sich nicht zu bemitleiden, sondern seine Möglichkeiten auszuloten, seine Bedürfnisse zu formulieren und sich für sie einzusetzen.

Zum handwerklichen Talent entwickelt sich bei Herbert Keller das spirituelle und soziale Interesse. Er entschliesst sich zu einer Ausbildung zum medizinischen Masseur. Seinen Lebensunterhalt verdient er zwischendurch als Pfleger im Kantonsspital und als Seilbahnkabinenführer in Arosa. Dann bildet er sich bis 1997 auch noch zum Ergotherapeuten aus. Drei Jahre später heiratet er und wird 2002 stolzer Vater.

Erfreut nimmt Albert Brändle Kenntnis vom intensiven Kampf der Weltgesundheitsorganisation gegen die Kinderlähmung. 1995 werden in 23 Ländern vom östlichen Mittelmeer bis nach Zentralasien an die 70 Millionen Kinder gegen Polio geimpft – mit dem Ziel, die schreckliche Krankheit bis zur Jahrtausendwende auszurotten.

Beschwerlicher Pflegealltag

Unvorstellbar, Jahrzehnte eines Lebens im Spital verbringen zu müssen. Und jede Stunde, jeder Tag will durchlebt sein! Sind sie erlebnisreich, so vergehen sie auch für den Chefpatienten im Fluge. Und er vergisst seine Wanduhr im Zimmer, die immer nach 24 Stunden stehen bleibt. Bei Mühsal oder Langeweile kommt es ihm zuweilen vor, als zähle er endlose Sekunden eines Jahres. Dann ist er froh, wenn Renatas Besuch die Monotonie durchbricht. Kannst du mir bitte meine Uhr wieder aufziehen, auch wenn sie noch nicht stehen geblieben ist, fragt er dann vieldeutig. Das heisst in der Brändle-Hauser-Sprache: Da meine Lebenszeit noch nicht abgelaufen ist, bin ich dankbar, dass du mich ein wenig aufheitern kommst.

Das tat Renata-Gertrud Hauser kürzlich auch an seinem 60. Geburtstag, als sie einer von fast 60 Gästen war, die sein Fest mit Blumen und Musik verschönerten. Sie gehörte zu denjenigen, die schon an seinem 40. Wiegenfest dabei waren und nun ihre erwachsenen Kinder mitbrachten: Natürlich stellte Albert den andern Geladenen stolz sein Patenkind Fränzi vor. Himmlisch schön und höllisch streng sei das Fest gewesen, schrieb er Schwester Lina, und er hoffe, in den Wochen bis Ostern seine riesige Geburtstagspost aufarbeiten zu können.

Runde Geburtstage lassen das Leben in grösseren Zeiträumen wahrnehmen. So wird Albert Brändle bewusst, wie sehr sich sein Spitalalltag im Vergleich zu früher verändert hat. Die idealistischen Krankenschwestern und hingebungsvollen Pflegerinnen von einst scheinen eine Rarität geworden zu sein. Die Sparbemühungen im Spital haben ihre Schattenseiten: Das Personal wechselt häufiger, und die einzelnen Leute betreuen mehr Patienten als früher. Erst kürzlich hat er wieder erfahren müssen, was das konkret bedeuten kann. Da sich seine Muskelsubstanz über den Hüftknochen und am Rücken weitgehend zurückgebildet hat, bereitet ihm jede Falte des Leintuchs Schmerzen auf der Knochenhaut. Wie weh eine solche Druckstelle tun kann, weiss, wer mal eine Knochenhautverletzung hatte. Bei Albert kommt erschwerend hinzu, dass er sich nicht selber bewegen kann. Er muss darum jedes Mal läuten und sagen: Können Sie mir hier rasch den «Speck herausziehen»? Mit dieser Redewendung bezeichnete der Chefpatient das Glätten des Stoffrumpfes, welches früher das Problem sehr einfach gelöst hat. Jetzt sind aber plötzlich neue Leute da, welchen das Verständnis für derartige Kleinigkeiten abgeht. Oder fremdsprachige PflegerInnen verstehen Albert nicht, weil er nur undeutlich reden kann. Glücklicherweise kann das Problem mit den schmerzhaften Falten schlussendlich mit Fixleintüchern gelöst werden. Albert ist froh um Krankenschwestern wie Conny Steinmann, die ihm die neue Bettwäsche gekauft hat. Im Spital war so etwas ja lange nicht möglich: man durfte nicht aus der Reihe tanzen.

«Schneidet der Gärtner den Weinstock», so tut er es nicht leichthin. Er weiss um den Schmerz, den jeder Mensch dabei fühlt, wenn ihm Lebenstriebe abgeschnitten werden. Hier sieht der Immenseer Pater Hans John eine göttliche Stärke und Liebe, die in normalen Rollen des Lebens nicht zum Ausdruck kommt. Aber wenn ein Leben beschnitten wird, wachsen Triebe, die sonst gar nie hervorkommen. Der Gärtner schneidet nicht, um zu minimieren oder dezimieren, sondern damit die besonderen Früchte gross werden.

Ab Herbst 1993 arbeitet Herbert Keller 50 Prozent als Pfleger im Kantonsspital. Er kommt für ein Jahr auf Alberts Abteilung, weil es so praktischer ist: in seiner Freizeit ist er sowieso häufig beim Chefpatienten. So wechseln sich Arbeit und Privatpflege nahtlos ab. Herbert wird fest bei Albert eingeteilt, nicht zuletzt darum, weil es immer wieder Probleme mit Schülerinnen gibt, die ihn im Praktikum pflegen müssen. Da spielt das Menschliche hinein: Der Patient mit bald vier Jahrzehnten Spitalerfahrung ist es müde, immer wieder von vorne zu erklären, was er zu seinem Wohlbefinden genau braucht. Für ihn läuft das zum tausendsten Mal, und die Neuen wollen immer wieder dasselbe nicht begreifen! Und Pflegeschülerinnen bekommen die sehr bestimmten und bisweilen ungeduldigen Anweisungen dieses «Chefpatienten» manchmal in den falschen Hals, und entsprechend ungehalten reagieren sie. 18-Jährige mit noch wenig Pflegeerfahrung empfinden verständlicherweise Ekel, wenn sie aus Alberts Luftröhre Schleim absaugen sollen. Auch das Waschen des Tetraplegikers mit seinem auffällig flachem Gesäss und seinen spindeldürren Beinen ist für sie alles andere als einfach.

Elisabeth Feurer macht die Erfahrung, dass Albert Brändle ein eigenwilliger Patient ist, der seine Überzeugungen durchzieht. Er ist viel erkältet, weil seine Bronchien anfällig sind. Da lässt er Spitalgehilfinnen nach eigenem Rezept seinen Tee brauen, statt einfach eine Pille zu schlucken, die man ihm gebracht hat.

Wir meinen, in der Kraft liege die Grösse. Jesus aber war nicht dann am grössten, als er Wasser in Wein verwandelte, sondern als er das Kreuz trug, denn das kann niemand ertragen. Das Schwache jedoch beschämt die anderen. Die Antwort des Glaubens ist, dass Jesus durch sein Leiden zur Auferstehung gelangt.

Gelegentlich beklagt sich Albert Brändle bei seinem Freund über Pflegende, die sich zu wenig Mühe nähmen. Vieles kann Herbert Keller «ausbügeln». Manchmal jedoch muss er Albert auch darauf aufmerksam machen, dass er ganz schön pingelig und nervig sein kann. Aber oft bleibt die Situation schwierig. Vor allem in der Nacht, wenn ihm zu viel Schleim Atemnot bereitet und das Absaugen dringend wird, passiert es mitunter, dass sich Pflegeleute mit dem Kommen mehr Zeit nehmen, als Albert ertragen mag. Er will doch wieder nur «den Speck herausgezogen haben», denken sie. Tagsüber haben Pflegende manchmal das Gefühl, Albert läute zu oft; und sie lassen ihn vorerst schmoren, auch wenn sie zurzeit keinen «andern Fall» haben. Aber Herbert Keller betont trotz der Schwierigkeiten: Albert Brändle wird gut gepflegt am Kantonsspital Luzern. Er hatte – abgesehen von den letzten Jahren – nie einen Dekubitus. Mit diesem Risiko muss man sonst bei einem solchen Patienten rechnen.

Das Weiterleben von Albert Brändle wurde immer wieder in Frage gestellt: seine Kindheitskrankheit, der Fall in die Gletscherspalte, seine Kinderlähmung und der Unfall am Quai. Es kommt der Eindruck auf, dass diese Ereignisse nicht sinnlose Zufälle, sondern Teile eines roten Fadens sind. Jedenfalls bereiten sie auf den letzten grossen Einschnitt dieses Lebens vor.

Um verständlich zu machen, in welchem Dilemma Albert oftmals ist, greift Herbert Keller zu folgendem Vergleich: Du musst dir vorstellen, du hättest beide Beine und Arme gebrochen und dir sitzt eine Stubenfliege auf die Nase. Du kannst nicht mal genug stark blasen, um sie wegzuscheuchen. Aber wenn du nach dem zehnten Mal, fast wahnsinnig geworden, den Alarmknopf gedrückt hast und endlich Hilfe da ist, verschwindet die Fliege aus dem Blickfeld.

Ab Mitte der Neunzigerjahre gewinnt Elisabeth Feurer den Eindruck, dass Albert seinen Lebensmut allmählich verliert: Er klagt oft, er sei müde und möge nicht mehr. Elisabeth spürt bei ihm Angst, seine Beschwerden könnten noch schlimmer werden. Und gegenüber dem Spitalseelsorger hat Albert Brändle schon angetönt, dass er eigentlich bereit zum Sterben wäre.

Conny Steinmann beeindruckt, wie «ihr» Patient jetzt, wo es ihm rapid schlechter geht, dem Leben noch Gutes abgewinnen kann. Irgendwie hat sie das Gefühl, dass Albert in einen tiefen Frieden gekommen ist. Conny erinnert sich an frühere Gespräche. Falls du vor mir gehst, dann denk bitte an mich, wenn ich nachfolge, hatte sie ihm einmal gesagt. Am liebsten hätte ich, du wartest Harfe spielend am Eingang auf mich. Er werde das tun, versprach Albert.

Ich wünschte, dass Gott ihn bald einschlafen lässt, damit er «auf der andern Seite» weiterlächeln kann. Aber mit mehr Grund dazu: das Schätzens- und Bewundernswerte seiner Seele möge mit neuem Körper – ohne die Behinderungen – neu aufstrahlen.

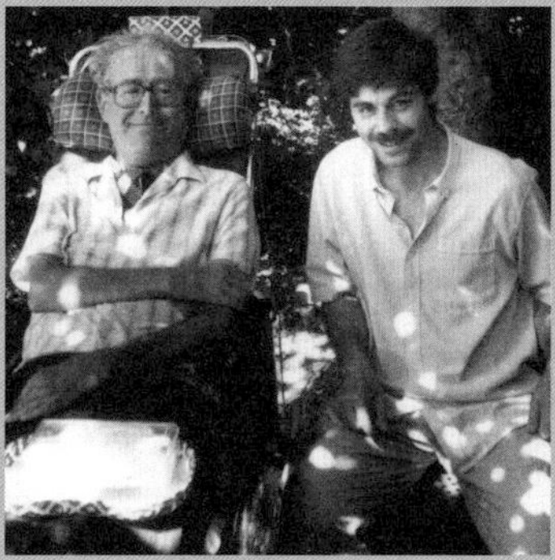

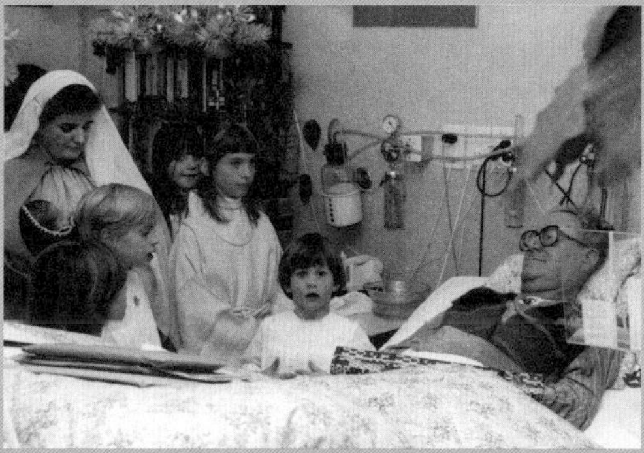

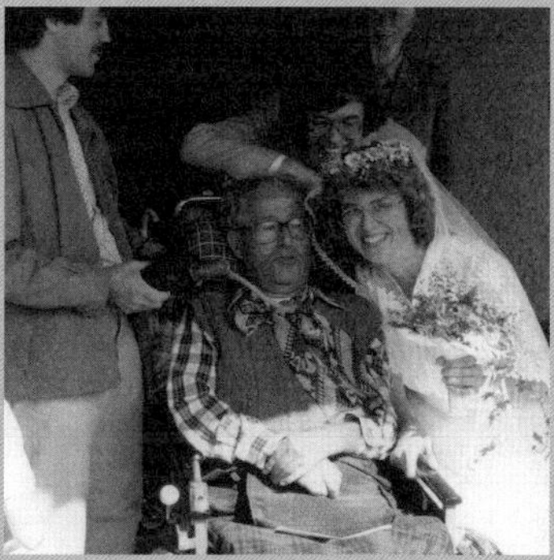

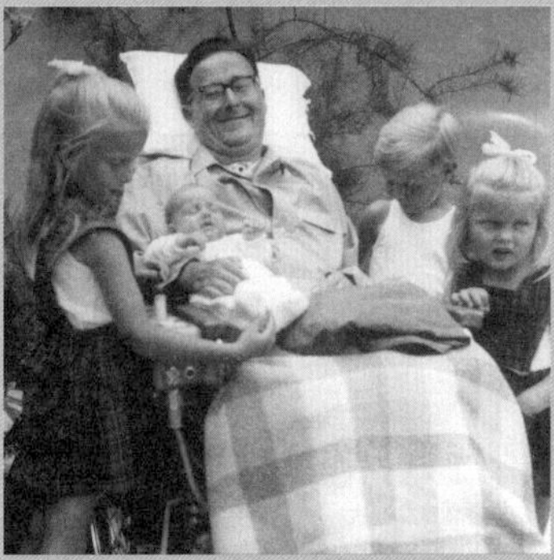

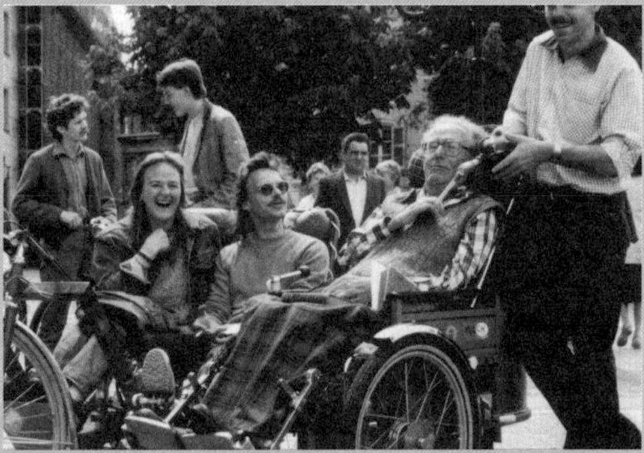

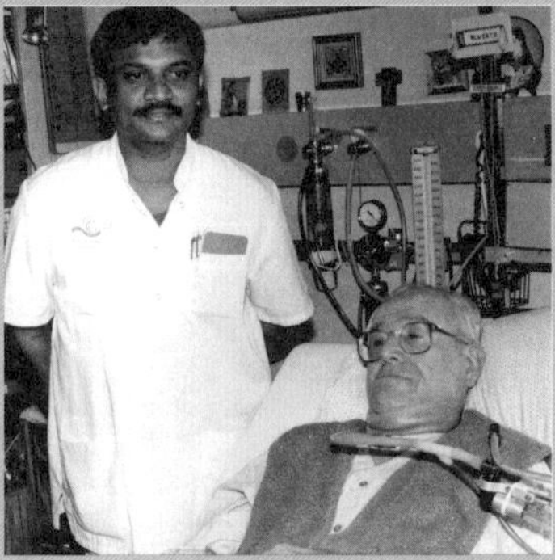

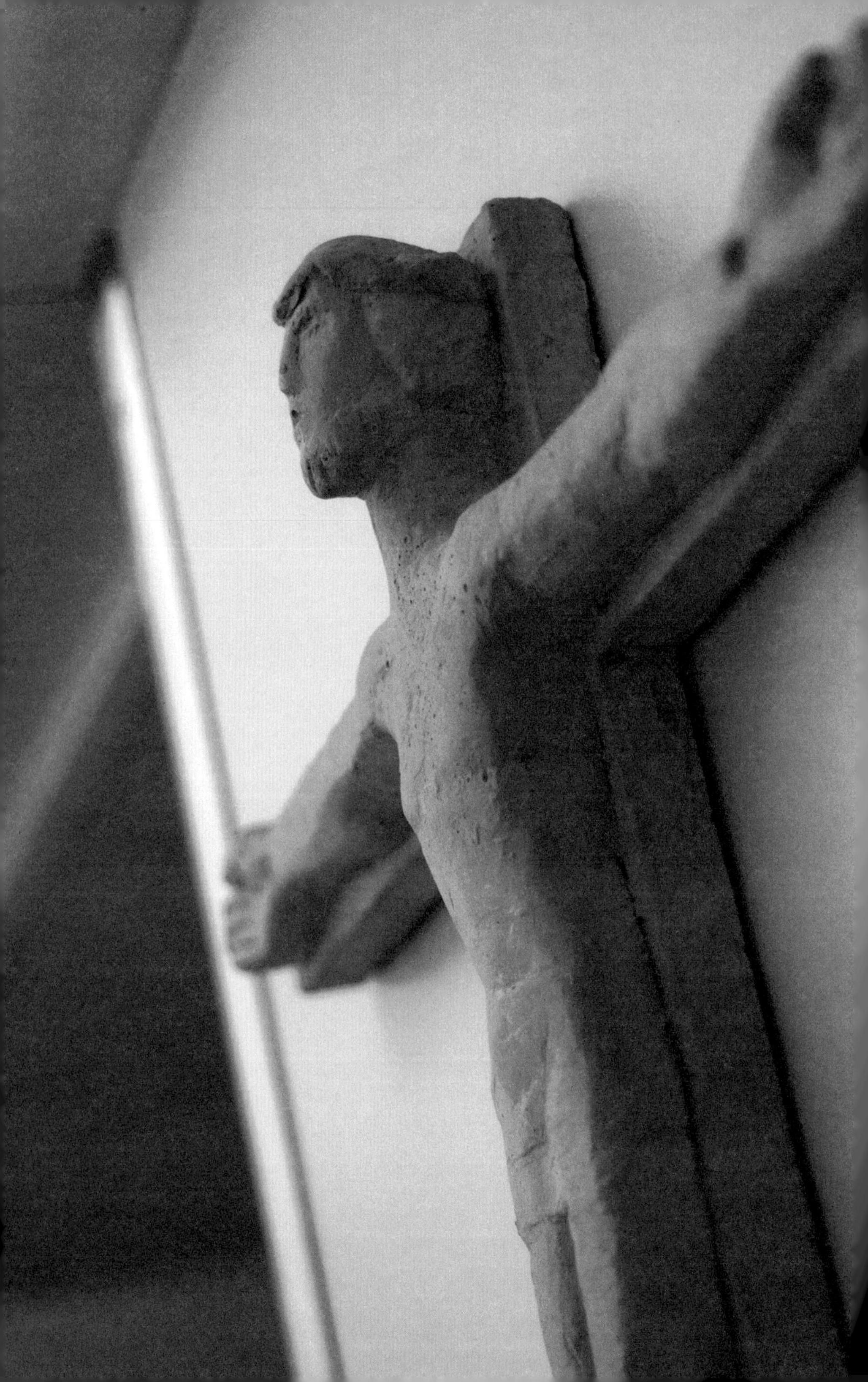

Am Ende des Weges

leben und sterben

«Der Stein, der in dein Leben fiel,
hat einen tiefen Sinn:
Wo du ihn nicht versetzen kannst,
musst du ihn überblühn.»

Abschied nehmen

Der siebente Sinn sagt Renata-Gertrud Hauser seit anfangs 1996, dass Albert Brändle in seiner Aufgabe und seinem Menschsein – nach 40 «Dienstjahren» als Patient im Kantonsspital – zu einer Erfüllung gekommen ist. Als Astrologin möchte sie ihm ein Horoskop erstellen. Auf Alberts Wunsch hin nimmt sie dafür als Grundlage das Datum seines Spitaleintritts. «Du bist gerufen: werde!», titelt sie und schreibt: Du weisst nicht, was dir blüht – und wie dein Blühen fruchtet... Nachdem Albert Brändle einige Zeit in diesen ungewohnten Spiegel geschaut hat, dankt er Renata mit «zwei Gs»: Ein *G*enuss und ein *G*ewinn ist deine Schrift für mich.

Renata geht im Traum durch einen Korridor und nähert sich einer langen Treppe. Auf der obersten Stufe sieht sie Albert. Er sitzt im Rollstuhl. Der Rollstuhl bewegt sich von selbst und fährt behutsam Stufe für Stufe die Treppe hinunter. Unten angelangt steht Albert auf, lässt den Rollstuhl stehen – und geht. Erstaunt blickt Renata ihm nach und ruft laut: Er kann ja laufen!

Es ist noch nicht lange her, dass er Elisabeth Feurer inständig gebeten hat, häufiger zu ihm zu kommen. Damals hat sie ihm gesagt, er solle doch Vertrauen haben. Sie werde von selbst kommen, sobald sie könne. Als Elisabeth etwas später anruft und fragt, ob ihm ihr Besuch passe, antwortet er: Nein, lieber nicht, heute mag ich nicht. Bei Elisabeth läutet eine innere Alarmglocke: Unser Zusammensein hat ihm doch immer so viel bedeutet! Irgendwann kommst du rauf und er lebt nicht mehr. Und als ihr Blick den Kalender streift, fällt ihr ein, dass sie seit 26 Jahren das erste Mal das Datum seines Spitaleintritts vergessen hat. Dieses Gedächtnis begingen sie sonst immer mit einem Glas Wein, so wie sie auch jahrzehntelang Geburtstage, Weihnachten und Ostern gefeiert hatten. Aber dieses Mal hat sich der Tag einfach aus ihrem Gedächtnis fortgestohlen!

Etwas beklemmt fährt sie am nächstmöglichen Abend ins Spital, klopft an Alberts Zimmer, geht hinein – und er ist nicht da. Jetzt ist es passiert! Der Gedanke fährt ihr wie ein Blitz ein. Sie sucht eine Krankenschwester und fragt nach ihm. Albert Brändle befinde sich in der Intensivstation, sagt diese, aber das sei nicht weiter schlimm. Sie hätten nur einen Untersuch bei ihm gemacht, der ihn etwas hergenommen habe; aber morgen könne er wieder auf sein Zimmer zurück.

Elisabeth dankt ihr für die Auskunft und kündigt an, dass sie morgen wieder vorbeikomme. Sie geht durch den Spitalkorridor, betritt den Lift und erreicht den Ausgang. Nein, denkt sie, es lässt mich nicht in Ruhe! – und kehrt zurück auf den elften Stock. Wie wäre das jetzt: Würde man mich in die «IPS» lassen? Auch wenn ich keine Angehörige bin?

Sie fragt die Schwester. Glücklicherweise reagiert diese ganz gut und meint: Ja doch, das macht ihm wahrscheinlich Freude. Elisabeth geht hinein in den Raum mit den vielen lebenserhaltenden Apparaturen und Schläuchen. Auch Albert Brändle ist an ein Gerät angeschlossen. Er hebt erfreut seinen Blick, ein warmes Lächeln geht über sein Gesicht. Sprechen fällt ihm schwer. Er sieht in den Augen Elisabeths müde und bleich aus, aber trotz der Blässe findet sie einen heiteren Gesichtsausdruck bei ihm. Sie dürfe nicht lange bleiben, sagt sie ihm – und bleibt dann doch über eine halbe Stunde. Einmal muss die Schwester kommen, weil ein Schlauchanschluss nicht mehr dicht ist. Es pfeift! Aber noch nicht aus dem letzten Loch, meint der Patient mit seinem ureigenen Schalk. Obwohl sie den kalten Schweiss auf seiner Stirn sieht und bei der Berührung seiner Hand spürt, bekommt Elisabeth das Gefühl, dass seine Kraft ihn nicht verlassen hat. Als sie sich verabschieden will, mag er sie vorerst nicht ziehen lassen.

Früh am andern Morgen läutet bei Agnes Brändle das Telefon. Ihrem Bruder gehe es schlecht, sagt eine Schwester besorgt. Agnes ruft ihre Geschwister an, unterrichtet sie über Alberts Zustand und fährt sofort mit dem Auto los.

Noch gestern war sie mit einer Freundin am Luzerner Kantonsspital vorbeigefahren. Willst du nicht zu ihm?, hatte die Begleiterin gefragt. Nein, es ist Donnerstag, antwortete Agnes, dann schreibt er und hat nicht gerne Besuch.

Schon bevor sie im Spital ankommt, weiss Agnes instinktiv, dass ihr ältester Bruder gestorben ist. Schlagartig wird ihr klar, dass sie sich in letzter Zeit eigentlich wenig mit dem Gedanken befasst hat. Früher hatte sie eher mit seinem Tod gerechnet. Klar wusste sie, dass er immer wieder an Durchblutungs- und Verdauungsstörungen litt, aber die Möglichkeit der letzten Konsequenz schob sie immer von sich weg. Nachdenklich und traurig fährt sie zu ihm. Als sie Albert auf dem Totenbett sieht, ist es sehr schwierig für sie, mit der Tatsache fertig zu werden, dass er wirklich nicht mehr leben soll: Ich werde Wochen oder gar Jahre brauchen, um dazu wirklich Ja sagen zu können. Irgendwie stirbt mit Albert auch ein Teil von mir.

Herbert Keller arbeitet in dieser Zeit als Praktikant in der Psychiatrie am Zürcher Balgrist. Er wird an diesem Morgen ans Telefon gerufen und erschrickt: Jetzt stirbt er, ohne dass ich bei ihm bin! Herbert ist fassungslos: Du warst jahrelang täglich bei ihm, und jetzt hast du nicht mal mitbekommen, dass er auf der Intensivstation liegt. Herbert kommen die Tränen. An ein Weiterarbeiten ist nicht zu denken. Auf schnellstem Weg eilt er nach Luzern. Er erweist Albert einen letzten Freundschaftsdienst, indem er Conny Steinmann hilft, ihn für die letzte Ruhestätte bereit zu machen. Sie erreicht, dass Albert Brändle nicht in die Pathologie kommt, sondern in seinem Zimmer aufgebahrt wird. So können sich seine Nächsten in der vertrauten Umgebung von ihm verabschieden.

Nicht ganz unerwartet kommt an diesem 25. Oktober 1996 für Elisabeth Feurer die telefonische Todesnachricht. In ihre Traurigkeit hinein spürt sie Dankbarkeit und Freude, dass sie seine letzte Besucherin sein durfte. Sie schreibt dem Menschen, der sie 32 Jahre begleitet hat, einen Abschiedsbrief: Du hast mich die Hoffnung gelehrt. Deine Kraft zur Freude, zum Genuss und zum Humor, dein tief begründeter Glaube und deine Sinnfindung haben mich immer wieder beeindruckt. Du wirst eine Spur in meinen lichtesten Träumen sein. Und Elisabeth zitiert in ihrem Brief Johann Sebastian Bach, dessen Musik sie mit Albert Brändle so oft gehört hat: Verwandle dich, Weinen, in lauteren Wein. Es wird nun mein Ächzen ein Jauchzen sein.

Am Grab

Ein herbstlicher Sonntagnachmittag: Die Nebeldecke verwehrt noch den Blick zur Sonne, doch ganz sachte kündigen sich ihre ersten Strahlen an, während eine bunt gemischte Gruppe von Frauen, Männern und Kindern den Weg zu der mit Bäumen umgebenen Anhöhe hinaufsteigt, wo der Friedhof der Bethlehem Mission Immensee liegt.

Ein kleines Mädchen hat eine rote Rose mitgebracht und legt sie vor dem schlichten Grabkreuz mit der Aufschrift «Diakon Albert Brändle» hin. Eine junge Frau steckt vier kleine Kerzen in die feuchte Erde. Jemand stimmt spontan das Lied «Grosser Gott, wir loben dich» an. Dann ist wieder Schweigen, bis eine Frau im Halbkreis einen Satz zitiert, den ihr der Verstorbene einmal geschrieben hat und der sie seither begleitet: «Der Stein, der in dein Leben fiel, hat einen tiefen Sinn: Wo du ihn nicht versetzen kannst, musst du ihn überblühn.» Ein behinderter Mann im Rollstuhl erzählt von einer eindrücklichen Begegnung mit Albert Brändle im Kantonsspital und fügt auch gleich einen Witz hinzu, den Albert bei dieser Gelegenheit zum Besten gegeben hat. Ein herzhaftes Lachen verscheucht die Friedhofsruhe für ein paar Augenblicke.

Wir Pflegenden haben viel fürs Leben durch ihn gelernt. So werden wir weiterarbeiten in guten Gedanken an ihn. Und immer, wenn wir an seinem Zimmer vorbeigehen, wird ein leises Lächeln über unsere Lippen huschen, denn in unseren Herzen wird er immer weiterleben.

Ein Jahr ist bereits vergangen seit dem Tod des ungewöhnlichen Patienten, der während vierzig Jahren von seinem Spitalbett aus durch sein eindrückliches Lebenszeugnis vielen Menschen Hoffnung und Mut gemacht hatte. Aus den vielfältigen Kontakten, die Albert Brändle mit der Aussenwelt pflegte, entstanden freundschaftliche Beziehungen mit Menschen aus der ganzen Schweiz, die auf ganz unterschiedlichen Wegen zu ihm gefunden hatten. Davon zeugt nicht zuletzt das Treffen kurz vor seinem ersten Todestag: Rund dreissig Personen, die einander grösstenteils gar nicht kannten, haben auf Einladung einer mit Albert Brändle befreundeten Familie den Weg nach Immensee unter die Füsse genommen, um ihre Verbundenheit über seinen Tod hinaus zum Ausdruck zu bringen. Eine Frau, die den «Chefpatienten» durch einen Zeitungsartikel kennen gelernt und in der Folge mit ihm über Jahre hinweg einen regen Briefkontakt gepflegt hatte, ist sogar aus Genf angereist. Das schlichte Gedenken am Grab von Albert Brändle ist es ihr wert, die fünf Stunden dauernde Zugsreise nach Immensee anzutreten. Daran wird sich auch in den folgenden Jahren, in denen die Tradition der herbstlichen Spaziergänge zur Erinnerung an Albert Brändle fast lückenlos beibehalten wird, nichts ändern.

Es ist Trauer und Freude zugleich, was wir empfinden. Trauer über sein plötzliches Fortgehen und Freude, dass er nun frei von Lähmung und Schmerz ist. Frei, wie sein Inneres schon lange über der Krankheit stand. Ein Leben voller Licht, das er antreten durfte.

Was war der Grund für die Ausstrahlungskraft eines Menschen, der den grösseren Teil seines Lebens im Krankenbett verbringen musste und dabei in seinem Aktionsradius doch beträchtlich eingeschränkt war? – «Mit den wenigen Dingen, die er tun konnte, war

Albert Brändle überaus kreativ und erfinderisch», meint Erika Helfenstein, die ihn als Krankenschwester 16 Jahre vor seinem Tod kennen gelernt hatte. Und Herbert Keller bringt das besondere Charisma des «Chefpatienten» mit folgenden Worten auf den Punkt: «Albert Brändle hat es verstanden, in jedem Menschen, dem er begegnete, etwas Liebenswürdiges zu finden. Er hatte die Fähigkeit, den Menschen etwas zu geben und sich gleichzeitig von ihnen beschenken zu lassen.»

Ein unendlich grosses Dankeschön formulieren wir in Gedanken, dass wir von seinem Leben berührt worden sind, ihm begegnen durften und ihm vielleicht seinen Weg etwas leichter machen konnten, indem wir mithalfen, seine Werke zu vollbringen. Denn sein Werk ist nun vollbracht, und wie er es mit seinen eigenen humorvollen Worten sagen würde: «Ich werde nun anderswo mein Unwesen treiben.»

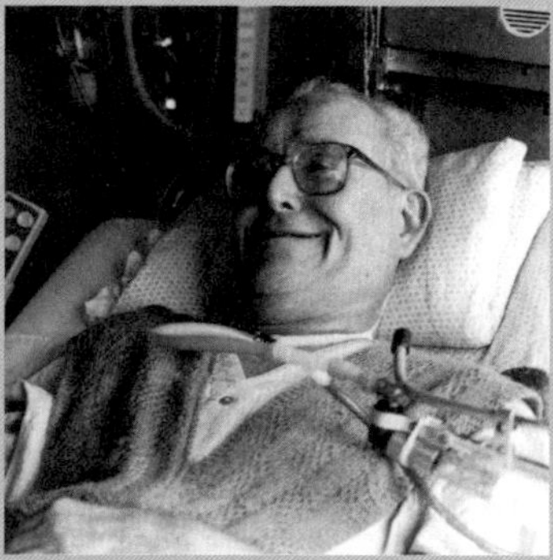

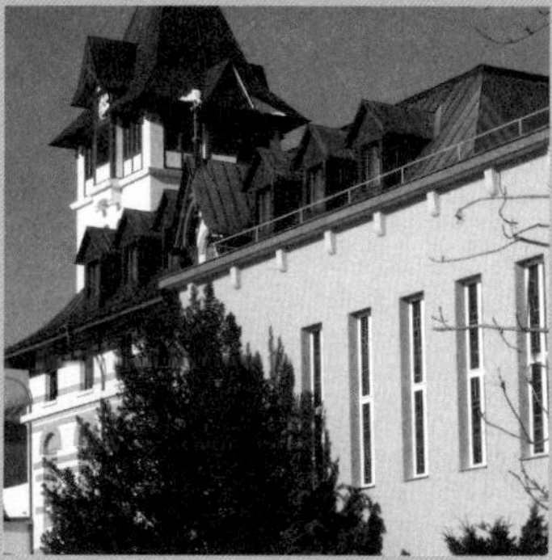

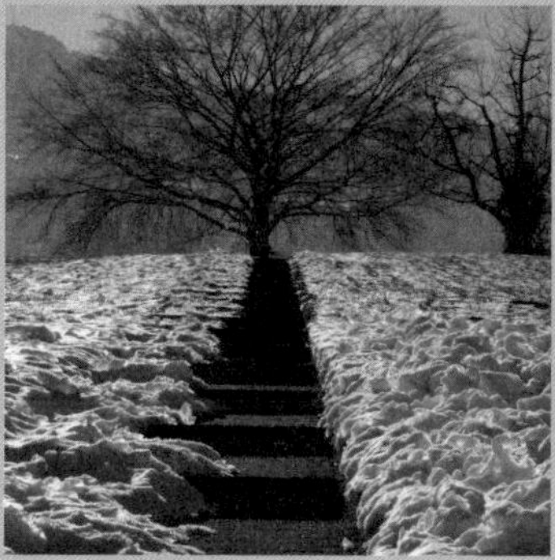

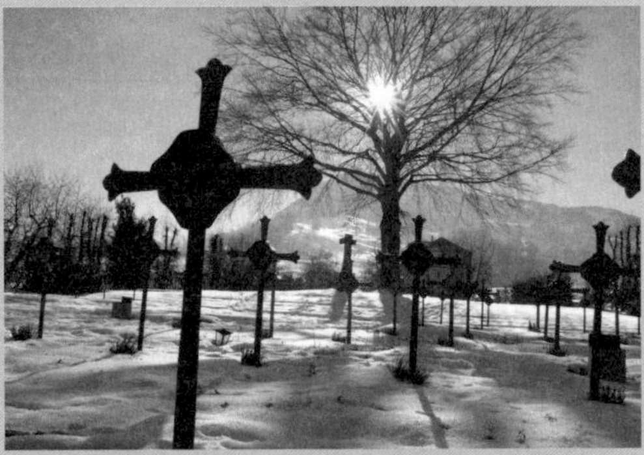

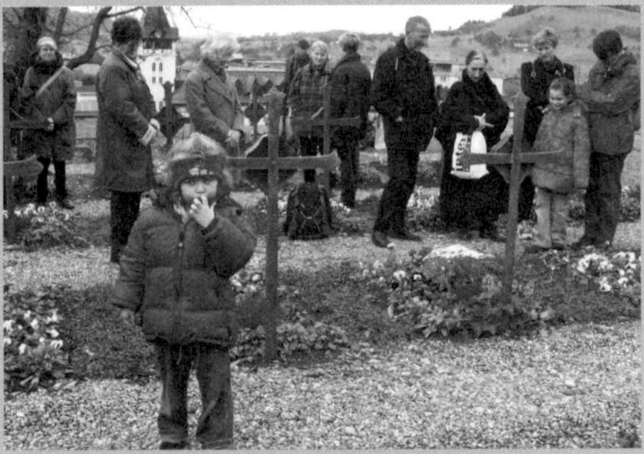

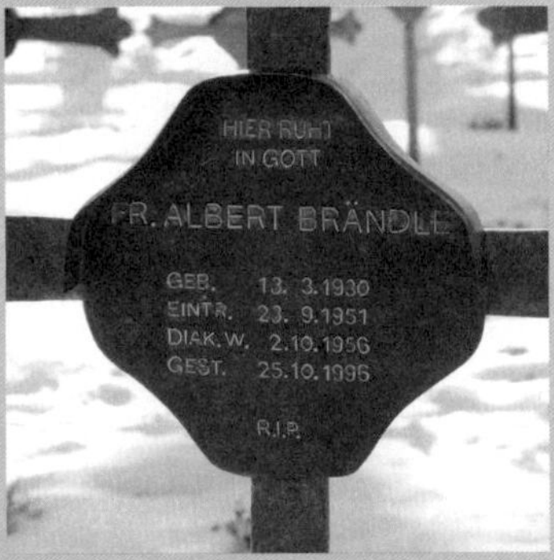
HIER RUHT
IN GOTT
FR. ALBERT BRÄNDLE
GEB. 13. 3.1930
EINTR. 23. 9.1951
DIAK. W. 2.10.1956
GEST. 25.10.1996
R.I.P.

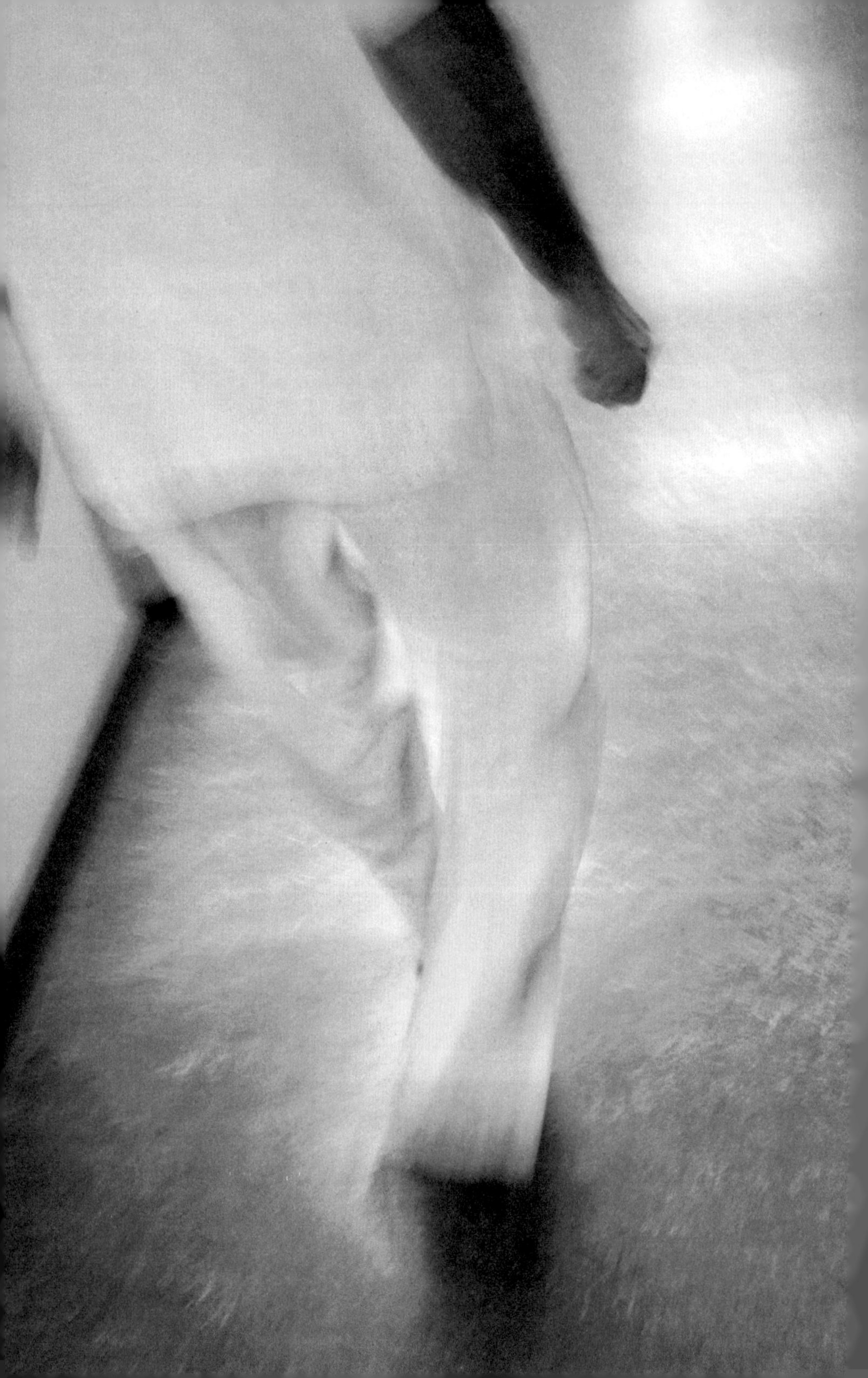

Albert Brändle – ein Missionar besonderer Art

Ein warmer Sommertag. Das schwere Elektromobil sucht holpernd den Weg zum Quai am See. Verkehrsreiche Strassen werden gemieden. Der Weg führt dort durch, wo es am wenigsten Hindernisse für den Rollstuhl gibt. Im Schatten der Kastanienbäume machen Albert Brändle und ich eine erste Ruhepause. Wir geniessen die Aussicht auf den See und die Berge. Touristen aus fernen Ländern ziehen vorüber. Ab und zu macht eine Bekannte Halt, wechselt ein paar Worte – erfreut über das unerwartete Treffen. Den Rücken wieder grad legen und den Atemweg von angestautem Schleim befreien, das wird von Zeit zu Zeit nötig. Auch dafür braucht es eine Begleitperson. Die Fahrt geht dem See entlang weiter, ein Erfrischungshalt in einem Gartenrestaurant gehört zur Routine.

Als Theologiestudent begleite ich Albert Brändle in den 60er Jahren auf Ausflügen in die Stadt oder die nähere Umgebung. Tagesausfahrten mit dem Auto sind ein besonderes Unternehmen. Die werden von langer Hand vorbereitet und abgesprochen, die Route, der Besuch bei Verwandten und Bekannten, der Halt an einem historischen Ort und so weiter. Dazu muss das Wetter stimmen. Bei Regen ist Zu-Hause-Bleiben angesagt.

Am Abend die Rückkehr ins Spital. Einbetten, Nachtessen, Rückblick auf den vergangenen und Planen für den kommenden Tag. Müde und erfüllt geht es in die Nacht. Der Theologiestudent fühlt sich nützlich und geschätzt für seinen Begleitdienst. Nicht allein Effizienz und Leistung zählen, auch einfaches Dabeisein und einfühlsames Begleiten sind wichtig, über den Generationenunterschied hinweg. Eine Dimension der Ausbildung und Vorbereitung auf die künftige Berufsarbeit, auch in der Persönlichkeitsentwicklung.

Ich erlebe es mit: Das Spitalzimmer ist ein Ort der Begegnung unterschiedlicher Menschen. Es gibt Kommentare zum Zeitgeschehen, zum lokalen, nationalen und internationalen. Es gibt private Aussprachen unter vier Augen und laute unterhaltsame Gruppentreffen. Musik wird gehört, Gedichte werden vorgelesen, dann folgen Reflexionen und Austausch, oft bei Kerzenlicht und einem Glas Wein. Es sind Feierstunden besonderer Art in abendlichen Zusammenkünften. Ganz vergessen geht für Momente die Atmosphäre des Krankenhauses. Von Zeit zu Zeit wird im Zimmer ein Gottesdienst gefeiert, an dem auch einige Kranke und Pflegende teilnehmen. Telefonate und Korrespondenz dienen der Pflege der Beziehung mit alten und neuen Bezugspersonen.

Ein Wind von weiter Welt weht, wenn die Kollegen aus missionarischen Projekten in anderen Kontinenten im Urlaub weilen. Keiner lässt den Besuch bei «Vetter Albert» in Luzern aus. Einem Antrittsbesuch folgen in der Regel mehrere weitere vor dem Abschied, ein eingespieltes Ritual, für beide Seiten wichtig. Informationen und Kommentare über die Entwicklungen in der Missionsgesellschaft werden ausgetauscht. Mitbrüderliche Solidarität in der je eigenen Mission kann wachsen. Humor und Witz kommen dabei nie zu kurz, sie erheitern das Gemüt.

Der Missionar sei ein aktiver Unternehmertyp, unermüdlich in Projekten mit den Menschen unterwegs, tagein, tagaus. Das war die Vorstellung von Albert Brändle in den 50er Jahren. Er wollte ein solcher Missionar werden. Er ist ein Missionar geworden, doch ganz anders, als er es sich in seiner Jugend erträumt hatte. Einst wollte er in ein fernes Land ziehen und dort die befreiende Botschaft des Jesus von Nazareth weitergeben. Sein Leben schien auf geradem Weg zur Erfüllung des Jugendtraumes zu führen. Er war bereits zum Diakon geweiht, als die einschneidende Wende in seinem Leben geschah.

Eine Euphorie der Entwicklung aus der Armut heraus beschwingte und begeisterte viele in den 50er und 60er Jahren. Idealisierende und romantische Erzählungen waren verbreitet. Die Aktion stand im Blickpunkt des Interesses, Erfolgsstorys wurden zum Besten gegeben. Der Patient «Vetter Brändle» passte nicht in dieses Schema. Die starke körperliche Behinderung und Einschränkung des Aktionsradius beeindruckten und hinterfragten junge unternehmungslustige Studenten wie auch die weit gereisten und erfahrenen Missionare, aber ebenso viele andere, die ihn kannten und mit ihm zu tun hatten.

Die Albert Brändle eigene Fröhlichkeit steckte an und lockerte manchen übertriebenen Eifer. Seine Kommunikationsgabe öffnete Wege für viele Kontakte und Beziehungen. Sein spiritueller Tiefgang forderte heraus und liess tiefere Werte erahnen, die einen selbstgefälligen Tatendrang weit überstiegen. In befreiender Perspektive das Leben gestalten, sich selber sein, einen tragenden Grund trotz einschränkender Behinderungen spüren und wirken lassen, sich nicht am Defizit reiben, sondern die Chancen wahrnehmen und sich daran freuen – diese Mission lebte Albert Brändle kreativ und ansteckend. Dafür bin ich zutiefst dankbar im Rückblick auf die Erlebnisse mit ihm.

Emil Näf, SMB

Emil Näf ist seit 2003 Generaloberer der Missionsgesellschaft Bethlehem (SMB) in Immensee.

Lebensdaten von Albert Brändle

13.3.1930	Albert Brändle wird im Kantonsspital Luzern geboren Kindheit und Jugend in Wohlen AG
1937–42	Primarschule
1942–44	Bezirksschule
1944–50	Gymnasium Bethlehem, Immensee SZ
1950	Matura
1950–51	Noviziat / Seminar Schöneck
23.9.1951	Eintritt in die Missionsgesellschaft Bethlehem (SMB)
1951–56	Philosophie- und Theologiestudium
2.10.1956	Bischof Christianus Caminada weiht Albert Brändle zum Diakon
20.10.1956	Spitaleintritt nach plötzlicher Erkrankung (Kinderlähmung)
1960–77	Redaktor der Zeitschrift «Puls»
1978–82	Albert Brändles Schrift «Brief an einen Kranken» (1978) erscheint im Kanisius Verlag, gefolgt von «Gib mir deine Hand» (1981) und «Brief zum Geburtstag» (1982)
20.10.1996	Jubiläum «40 Jahre Chefpatient»
25.10.1996	Albert Brändle stirbt im Kantonsspital Luzern Beerdigung auf dem Friedhof der Missionsgesellschaft Bethlehem in Immensee (30.10.1996)

Texte und Meditationen von Albert Brändle

Als langjähriger Patient am Luzerner Kantonsspital entwickelte Albert Brändle eine vielfältige publizistische Tätigkeit. Mehrere Schriften sind im Kanisius Verlag in Freiburg veröffentlicht worden. Darin gibt Albert Brändle Zeugnis von einer tiefen Spiritualität, die wesentlich zur Bewältigung seines Schicksals beigetragen hat. Nachfolgend dokumtentieren wir einige Auszüge aus verschiedenen Büchlein, die inzwischen vergriffen sind.

Statt verzweifeln – hoffen

Für uns kranke oder behinderte Menschen kann es nichts Besseres und nichts Grösseres geben als: *Statt verzweifeln – hoffen!* Verzweifeln bedeutet resignieren, bedeutet aufgeben, bedeutet Kurzschluss, bedeutet Untergang. *Hoffen aber – das ist Leben, ist Aufbau, ist Zukunft, ist Verheissung!* Natürlich hätten viele von uns Grund zu verzweifeln. Viele könnten die Fahne einrollen und sich auf sich selbst zurückziehen, weil sie enttäuscht vom Leben sind. Aber wem würde das nützen? Sind wir als Christen nicht gerufen, auch in Alter und Krankheit auszuharren – nicht «wie die andern, die keine Hoffnung haben» (Paulus)? Ich weiss, es ist schwer, trotz aller Kümmernisse des Lebens den Kopf oben zu halten und den Mut nicht sinken zu lassen. Aber gerade das bedeutet Hoffnung haben. An unserem Beispiel soll unsere Umwelt erkennen, was es heisst: *Statt verzweifeln – hoffen.*

Wer *Zukunft hat, schaut in die Zukunft.* Wer Hoffnung hat, sehnt einen Zustand herbei, der anders ist als der jetzige, eine Welt, die besser ist als die unsrige. Wer Hoffnung hat, der baut mit an der Zukunft der Welt und an der Zukunft der Kirche mitten in dieser Welt. Unser Ausharren in Hoffnung ist ein Beitrag zur Vollendung der Welt im Reiche Gottes. Unser Leben auf Hoffnung hin geschieht im

Blick auf die Erlösung der Menschheit aus Sünde und Not. Gewiss, nur Christus vermag letztlich die Menschen zu befreien. Aber wir sind seine verlängerten Arme auf dieser Erde. Wir sind seine Hände, die helfen und heilen. [...]

Wir sind eine Gemeinschaft von Wanderern auf dem Weg, von Pilgern auf der Strasse, von Kreuzträgern auf mühsamem Pfad. Wir müssen die anderen mitnehmen, wenn wir ans Ziel gelangen wollen. Allein können wir diesen Weg nicht bewältigen. Hier gilt nicht, wie es sonst in der Welt zu sein scheint: «Jeder für sich und alle gegen alle», sondern nur: «Jeder mit dem anderen und alle zusammen». Schliesslich können wir nach einem Wort von Charles Péguy «nur alle zusammen zu Gott gelangen». [...]

Krankheit und Leid lasten nicht als Fluch über dem Leben, sondern erweisen sich immer mehr als Ruf zu besonderer Kreuzesnachfolge, als Berufung, als ein Dürfen, als Gnade. Und eines Tages ist man so weit, nichts missen zu wollen von all dem Bitteren und Gott zu danken, dass man alles durchstehen darf. Das ist nicht Romantik und Verliebtheit in den Schmerz, sondern grundlegender Sieg im Glauben, der die Welt des harten, unerbittlichen und zermürbenden Alltags eines langsamen, aber sicheren Unterganges überwinden hilft. Das sind die äusseren Seiten des Kranheitsgeschehens. Sie stellen die eine Ansicht dessen dar, was Gott durch das Leid eines Menschen wirken kann, der sich ihm restlos zur Verfügung zu stellen bereit ist.

Aber auch die andere Kehrseite sei angedeutet. Sie betrifft das Innerste des Seelenlebens und stellt die Geschichte jener Wandlung dar, die Gott im Menschen durch das Leid auf je individuelle, unnachahmbare, aber auch unaussagbare Weise wirkt. Der Wissende fängt zu schweigen an. Nur der Rand-Mensch, der in der Untiefe der Peripherie des Lebens Schwimmende, der Oberflächliche, weiss viele Worte. Aber sie sagen nicht viel.

Ich bin skeptisch gegen alle, die zu viel vom Kreuz zu sagen wissen. Gewiss, es gibt solche und solche Kreuze. Es gibt die vergoldeten und mit Edelsteinen besetzten Kreuze. Aber die trägt man nur zur Schaustellung und zum Prunk. Die echten, die «naturbelassenen» Kreuze sind hart und rau und voll Kanten und rauen Rinden. Man kann sie nur ertragen und erleiden.

Dann aber wird man still und hält sich hin und schweigt in sich hinein, weil man eine Ahnung davon erhält, was sich in den Tiefen des eigenen Seins unter der Wirkung des Kreuzes tut.

Menschen, die am Kreuze hängen, reden nicht mehr viel – oder aber sie schreien ganz laut, ja brüllen, dass es über Stockwerke und Stadtteile hin vernehmbar ist. Nicht, um «Theater zu machen», sondern aus der Überlast von Schmerzen und Einsamkeit, welche die Schwelle des Ertragbaren überschritten haben. So wie *Jener* schweigsam am Kreuze hing, aber dann geschrien hat: Mein Gott, mein Gott, warum hast Du mich verlassen! [...]

Hoffnung – und ich spreche jetzt von der *christlichen Hoffnung* – hat eine *weltabgewandte* und eine *weltzugewandte Seite*. Beide Seiten beziehen sich auf die Zukunft. Aber die weltabgewandte Seite der Hoffnung sieht diese Zukunft nur im Jenseits, im Überirdischen, im Geistigen, im Leben nach dem Tod. Die weltzugewandte Seite der Hoffnung bezieht aber auch das irdische Leben mit ein, das Diesseits, unsere Zeit und unsere Welt. Denn hier, in diesem Bereich, leben und leiden wir. Hier erfahren wir Freude und Enttäuschung, Arbeit und Spiel. Und hier ist uns aufgetragen, «das Antlitz der Erde zu erneuern». Christliche Hoffnung muss also beide Bereiche umfassen, muss sich um die Zukunft nicht nur des persönlichen Heils kümmern, sondern auch um die Zukunft der Menschheit und der Welt. Hoffnung, die sich christlich nennen will, darf nicht lieblos am Schicksal vieler vorübergehen und denken, das sei nicht ihre Aufgabe und sie wisse für sich etwas Besseres. Hoffnung in christlicher Schau hat eine Dimension der Weite: sie umfasst Gegenwart und Zukunft unseres Lebens und der Menschheit insgesamt. Nur solche Hoffnung ist eine zukunftsgerichtete Kraft und vermag in unserer Zeit als Ferment zu wirken.

Christliche Hoffnung gründet im Glauben an Jesus Christus und hat in ihm ihr lebendiges Beispiel. In ihm hat Gott ein Zeichen gesetzt, dass Hoffnung auf Leben nicht in Jenseitsspekulationen besteht, wie sie zur Zeit Jesu gang und gäbe waren. Jesus entsprach dem landläufigen Bilde des Messias nicht und erfüllte auch nicht die Erwartungen der jüdischen Gelehrten. Nein, er fiel ganz aus dem Rahmen, weil er schlicht Kranke heilte, Sünden vergab, Brot austeilte, leibliche und seelische Not linderte, das Wort von der Versöhnung und Befreiung verkündete. So hatte man sich den «Befreier Israels» nicht vorgestellt! Aber mit seinem Kommen konnten die Menschen wieder Mut fassen und Hoffnung auf Leben haben. [...]

Christliche Hoffnung gibt es aber nur, wenn sie auch *Hoffnung für die andern* ist: für die Kleinen und Wehrlosen, für jene, die keine Sprache haben, um sich zu verteidigen, für die Unterdrückten, Geknechteten, Gefolterten und Gefangenen dieser Welt. Diese Hoffnung für die andern spornt uns an, uns nicht abzufinden mit den ungerechten Tatsachen unserer Zeit, sondern uns leidenschaftlich und engagiert einzusetzen für eine gerechtere und bessere Welt. Hoffnung auf Leben lässt uns hellhörig werden für die kleinen und grossen Nöte unserer Mitmenschen in unserer Umgebung, aber auch für die Leiden aller, die im Elend sind und keine Hoffnung mehr haben. Wenn wir im christlichen Sinne Hoffende sind, dann ist uns nicht gleichgültig, was in der Welt geschieht, welche politischen Mächte herrschen, wo Krieg und Hass und Unfrieden ihr Unwesen treiben. Dann haben wir ein Ohr, ein Herz und eine Hand für das, was allerorten und an jedem Tag geschieht. Dann können wir uns nicht am eigenen persönlichen Glück oder an unserm relativen Wohlstand sonnen, nein, dann muss sich unsere Hoffnung konkret in Einsatz, Hilfe und Gabe verwandeln. *Hoffnung ist schliesslich, wenn sie richtig verstanden wird, nichts anderes als Liebe.*

Albert Brändle

Auszüge aus Albert Brändles Büchlein «Gib mir deine Hand», das 1981 im Kanisius Verlag erschienen ist.

Brief an einen Kranken

Lieber kranker Mitmensch!

Lass mich heute ein helfendes Wort zu dir sagen! Ich tue das nicht gleichsam vom hohen Ross herab; ich rede nicht das Blaue vom Himmel herunter, und ich verkünde keine graue Theorie. Da ich selber viele Jahre krank bin, kann ich dir vielleicht einige von meinen Erfahrungen weitergeben, damit du dich in deiner Krankheit besser zurechtfindest. Auch das Kranksein will ja gelernt werden, und auch in diesem Bereich ist noch kein Meister vom Himmel gefallen.

Kranksein und Leiden sind Dinge, die wir leicht verdrängen; wir denken nicht gerne daran, solange wir gesund sind; wir sparen die gedankliche Beschäftigung mit diesen Schattenseiten unseres Daseins für jene Zeit, da es uns selbst getroffen hat. Und doch gehören Krankheit und Leiden zu unserem Leben, zum Auf und Ab unserer Lebenszeit, von der Rainer Maria Rilke, der Dichter der Innerlichkeit, geschrieben hat:

O Leben, Leben, wunderliche Zeit,
von Widerspruch zu Widerspruche reichend,
im Gange oft so schlecht, so schwer, so schleichend,
und dann auf einmal mit unendlich weit gespannten Flügeln
einem Engel gleichend –
o unerklärlichste, o Lebenszeit...

Nun hat es also auch dich getroffen! Mitten aus dem vollen Leben heraus musstest du ins Spital gehen – nicht freiwillig, sondern auf den Befehl des Arztes. Es kam für dich und deine Lieben überraschend, und der Abschied war darum mehr überstürzt als herzlich. Die Diagnose sieht für dich nicht besonders günstig aus. Aber du hast dich ins Unvermeidliche geschickt und harrst der Dinge, die da kommen sollen. Nun liegst du also in einem weissen Spitalbett, du fühlst dich nicht gerade glücklich, aber immerhin spürst du etwas von Wärme und Geborgenheit in diesem mächtigen Haus, in dem weiss gewandete Ärzte, Schwestern und vielerlei anderes Personal den Ton angeben und sagen, was nun zu geschehen hat. Nicht wahr, das Leben sieht auf einmal anders aus, wenn man es aus der Horizontale betrachtet! Vieles ist auf einmal nicht mehr wesentlich; manches aus dem bisherigen Alltag hat seinen Reiz verloren und ist verblasst; nur weniges scheint dir jetzt noch wichtig: dein kranker Körper und seine Bedürfnisse und die bohrende Frage: Werde ich wohl wieder gesund?

Du hast in den ersten Tagen deines Spitalaufenthaltes vieles über dich ergehen lassen müssen: Untersuchungen noch und noch; ärztliche Befragungen und Betastungen; Blutentnahmen; Infusionen; Medikamente in allen Farben und Gerüchen; Spritzen; Mittel zum Schlafen, zur Linderung des Schmerzes, zur Förderung des Appetits; Röntgenaufnahmen waren notwendig, und vielleicht wurde eine Operation unvermeidlich. Du fühltest dich in diesen Tagen schwach und matt; du hättest am liebsten nur noch geschlafen. Aber der Spitalbetrieb diktierte dir einen anderen Lebensrhythmus auf, und es blieb dir nichts anderes übrig, als dich in das Unvermeidliche zu fügen.

Nun hast du wenigstens Zeit! Vielleicht zum ersten Mal in deinem Leben hast du Zeit, um über tiefere Zusammenhänge nachzudenken. Vielleicht bedrängen dich zunächst Fragen: Warum das alles? Warum gerade ich? Warum so und nicht anders? Habe ich nicht einigermassen vernünftig gelebt? Warum nun plötzlich diese Schwäche, dieser Abstieg, dieser Abfall von der Arbeitsleistung? Wie wird es weitergehen? Kann ich meinen Beruf nachher noch ausüben? Was macht meine Familie ohne mich? Was müssen die Kollegen von mir denken?

Auf einige Fragen hast du selbst eine Antwort gesucht. Bei andern konnten dir Schwestern und Ärzte auf den Sprung helfen. Auch mit dem Krankenseelsorger bist du ins Gespräch gekommen. Er hat dir den Zusammenhang zwischen Leben und Leiden, zwischen Natur und Übernatur, zwischen Mensch und Gott neu aufgezeigt. Auf einmal, ganz sachte und sanft, ist die religiöse Saite in deiner Seele wieder zum Erklingen gekommen. Wie ist das nur mit Gott und mir? Du hast – vielleicht zwischen Fieber und Angst – ein schüchternes Gebet zu formulieren versucht in der Erkenntnis, dass dein Sein und Leben ganz in den Händen Gottes liegt. [...]

Das Leid gehört zum Leben, sagen die einen. Es ist ein Zeichen der unvollendeten Schöpfung. Solange Universum und Natur, Welt und Mensch in ihrer Entwicklung noch nicht abgeschlossen sind, solange wird es Not und Schmerz und Leid und Elend geben in der Welt. Wo gehobelt wird, fliegen Späne! Die Leiden sind wie Späne beim unvermeidlichen Hobeln an der gesamten Schöpfung. Jeder einzelne Mensch – ein Kranker in besonders auffälliger Weise – ist davon betroffen und muss sich mit dieser Tatsache abfinden. Ist das ein Trost in unserer Lage?

Einer, der es wissen muss, einer, der während Jahren im Konzentrationslager die bittersten Leiden erfahren hat, der Psychologe Viktor E. Frankl[1], schreibt in diesem Zusammenhang: «Sofern das konkrete Schicksal dem Menschen ein Leid auferlegt, wird er auch in diesem Leid eine Aufgabe, und ebenfalls eine ganz einmalige Aufgabe, sehen müssen. Der Mensch muss sich auch dem Leid gegenüber zu dem Bewusstsein durchringen, dass er mit diesem leidvollen Schicksal sozusagen im ganzen Kosmos einmalig und einzigartig dasteht. Niemand kann es ihm abnehmen, niemand kann an seiner Stelle dieses Leid durchleiden. Darin aber, wie er selbst, der von diesem Schicksal Betroffene, dieses Leid trägt, darin liegt auch die einmalige Leistung...»

Leiden als Leistung – das hat nichts zu tun mit Verherrlichung des Leidens. Aber es kann uns helfen, unserm Leiden die richtige Dimension zu geben, einen Schritt vom Ich weg zur menschlichen Gemeinschaft. Auch Rilke erkennt den Leistungscharakter des Leidens, wenn er ausruft: «Wieviel ist aufzuleiden!» Der Dichter prägt dieses Wort in Anlehnung an den Ausdruck «Aufarbeiten».

Aus den beiden letzten Zitaten geht hervor, dass Leiden zum Menschsein hinzugehört, dass es Leben nicht ohne Leiden gibt. Kranksein ist eine besonders ausgeprägte Form menschlichen Lei-

[1] Viktor E. Frankl, «...trotzdem Ja zum Leben sagen», Kösel Verlag, München 1977, Seite 126.

dens, etwas, das sozusagen jeder in seinem Leben einmal erfährt, früher oder später, mehr körperlich verursacht oder mehr seelisch geprägt. Es kommt nur darauf an, lieber kranker Mitmensch, was du aus diesem deinem Leiden machst: ob du es gelassen annimmst und geduldig trägst, oder ob es «nutzlos» an dir vorübergeht, das heisst, ohne dich in deinem Innersten getroffen und – verändert zu haben.

Albert Brändle

Auszüge aus Albert Brändles Büchlein «Brief an einen Kranken», das 1978 im Kanisius Verlag erschienen ist.

«Ich bin immer noch am Leben...»

Liebe Mitbrüder

Damit es alle wissen: ich bin immer noch am Leben oder vielmehr wieder am Leben. Im ersten Viertel des vergangenen Jahres ging es mit mir ordentlich bachab. Infolge einer Schluck-Komplikation musste ich vom 15. Januar bis zum 29. Mai mehr oder weniger künstlich ernährt werden. Aber Gott sei Dank bin ich wieder gut auf dem Damm, denn bekanntlich verdirbt ja Unkraut nicht! Im Grunde genommen geht es mir eigentlich gut: ich habe alles zum Leben Notwendige, nur bin ich nicht gerade gut auf den Beinen, und die Schnaufe läuft auch noch nicht immer selbständig. Dafür habe ich wieder manchen Vorteil, den ein Gesunder nicht kennt: das Frühstück wird mir ins Bett gebracht, ich darf dreimal pro Woche baden, ich empfange viele hohe Besuche, ich darf jeden Tag zwei Stunden schaukeln und leite vom Bett aus einen ganzen Konvent! Herz, was willst du noch mehr? Dazwischen gibt es natürlich auch Dinge, die weniger angenehm sind, z.B. massieren, turnen, nebst allen andern Stunden, von denen ich lieber nichts schreiben will.

Jeden Tag finde ich viel Zeit zum Beten, Lesen oder Studieren. In letzter Zeit habe ich neben Dogmatik auch Kirchengeschichte studiert. Im Winter nehme ich ein exegetisches Buch in Angriff. Gelesen habe ich eine Unmenge Bücher und Zeitschriften, unter anderem für alle jene Mitbrüder, die dazu keine Zeit finden, eine Anzahl Romane! Anhand von Zeitschriften und Prospekten unternahm ich ferner viele Reisen in fremde Länder und frischte so meine verstaubten Geografiekenntnisse wieder auf. Was macht man nicht alles im Zeitalter der Sputniks und der Hula-Hoop-Ringe (patet intelligentibus terminus)!

Albert Brändle

Quelle: «Echo SMB», interne Zeitschrift der Bethlehem Mission Immensee. Ausschnitt aus dem ersten Lebenszeichen Albert Brändles nach seiner Erkrankung in einer Ausgabe von 1958.

«Im Zeichen der Rationalisierung...»

Bei mir stand das abgelaufene Berichtsjahr im Zeichen der Automation und der Rationalisierung des Betriebes. Ich bin nämlich auch nicht mehr ganz hinter dem Mond daheim. Im Verlaufe des letzten Jahres habe ich mich von einem hilfsbedürftigen Passivisten zu einem hilfsbereiten Aktivisten durchgemausert. Ich sah mich deshalb einfach genötigt, meinen Betrieb zu verbessern und Zeit und Arbeit anders einzuteilen. Am Passionssonntag begann ich wieder täglich das ganze Breviergebet zu verrichten. Es bereitet mir grosse Freude, dass ich dazu wieder fähig bin, und ich bete es gerne für jene Missionare, die mit dem besten Willen einfach nicht dazukommen. Im Sommer, als der ehr- und merkwürdige Fr. Scherer zehn Tage bei mir den Krankenpfleger spielte, erhielt ich mit Hilfe der Pro Infirmis einen neuen, modernen Fahrstuhl, mit dem ich während vieler Tage Sonne und frische Luft geniessen durfte. Ich mache mit ihm bis 5000 Meter in der Stunde, und wenn man ihn samt dem Patienten in einen Lieferungswagen verfrachtet, sogar 50 Kilometer! [...]

Seit Mitte Oktober ist es mit der Ruhe vollends dahin. Ich erhielt nämlich eine elektrische Schreibmaschine. Ich habe es nach anfänglichen Mühen im Schreibsport schon zu einer ordentlichen Fertigkeit gebracht. Das ist seit Mitte Oktober genau der 127. Brief, wenn der Zählrahmen stimmt, den mir P. Franz Kreienbühl zum Namenstag geschenkt hat. Seither habe ich natürlich sehr viel Arbeit, denn lesen sollte ich auch noch, ganz abgesehen von der täglichen Therapie und allem andern. Es ist wieder das alte Lied: zu wenig Zeit! Da ich aber weiss, dass es Ihnen allen, liebe Mitbrüder, nicht besser ergeht, fühle ich mich einigermassen getröstet. Und damit ich Ihnen nicht noch länger die kostbare Zeit wegstehle, will ich hier meinen Redestrom schleunigst abklemmen und den Rest auf ein andermal verschieben; ich wüsste nämlich noch viel...

Albert Brändle der Lahme

Auszug aus der Zeitschrift «Echo SMB» der Bethlehem Mission Immensee, geschrieben am 22. Januar 1960.

Radiopredigt vom 5. März 1972

Liebe Brüder und Schwestern

Als ein Kranker spreche ich heute durch meine geschriebenen Worte zu euch. Ich predige nicht, sondern ich bezeuge nur, was ich erlebt habe und wie ich jetzt lebe.

Es fing bei mir ganz normal an: eine sorglose Jugend in einer währschaften Familie mit sechs Kindern in einem Industriedorf. Ich empfand den Drang, einmal etwas Grosses zu leisten. Ich wollte Priester werden und als solcher in ferne Länder gehen. Manche romantische Vorstellung hat dabei mitgespielt. So kam ich am Ende des Zweiten Weltkrieges in ein Kollegium. Dort war ich mehr ein Wildfang als ein frommer und fleissiger Student. Ohne grosses Drum und Dran machte ich die Matura. Mein tiefer Wunsch, als Priester in ein fernes Land zu ziehen und Menschen durch die Botschaft Christi glücklich zu machen, war unbeirrt geblieben. So trat ich nach der Matura im folgenden Herbst ins Noviziat für die Mission ein. Das war ausgiebige Gelegenheit, in Gebet, Meditation, Gespräch und täglichem Zusammenleben den Ernst meines Wunsches und meine Befähigung zu prüfen. Dann folgte das übliche Studium der Philosophie und der Theologie, wie es bis zum Konzil ohne Probleme eben gang und gäbe war. Ein gerader und heiler Weg für mich. Als mich dann eines Tages der Bischof zum Diakon weihte, sah ich mich natürlich schon fast auf dem Gipfel des Priesteramtes angekommen.

Aber das Glück sollte von sehr kurzer Dauer sein: Drei Wochen nach der Diakonatsweihe packte mich eine unheimliche Krankheit. Kinderlähmung! Damals gab es noch keinen wirksamen Impfstoff dagegen. Bei Nacht und Nebel fuhr man mich in den Spital. Niemand ahnte auch nur, dass ich hier für mein ganzes weiteres, eigentliches Leben würde bleiben müssen. Ganze 26einhalb Jahre war ich damals alt. Die anfänglichen Symptome der Krankheit verschlimmerten sich rasch, sie wuchsen sich zu einem Berg von Komplikationen aus und zu einer ganz bedenklichen Verschlimmerung. Nach wenigen Tagen war ich ganz gelähmt. Man schloss mich einem Beatmungsapparat, einer Eisernen Lunge an. Zwei Wochen lang lag ich bewusstlos und darnach realisierte ich zunächst wenig. Als ich dann langsam zu überlegen vermochte, gab es für mich ein grausiges Erwachen: Stück um Stück musste ich mich mit der Aussicht vertraut machen, dass ich wohl nie mehr in meinem Leben ein gesunder und normaler leistungsfähiger Mann und Priester werden konnte. Das Schwerste aber geschah in meinem eigenen Innern. Ich stellte mir tausend Mal die Frage: Warum gerade ich? Ich kam mir so zerschlagen vor, wie ein gefällter Baum, abgesägt, vom Leben getrennt, umgelegt, zu nichts mehr nütze, andern zur Last. In dieser verzweifelten Not schrie ich innerlich – nach aussen lahm und eingesperrt – oft und immer wieder zum Herrn, ganz ähnlich, wie Ihr es im 88. Psalm hört:

«Herr, du Gott meines Lebens, zu dir schreie ich bei Tag und bei Nacht.
Mein Herz ist randvoll von Leid, mein Leben ist dem Totenreich nahe,
ich bin wie ein Mann, dem alle Kraft genommen.
Schwer lastet dein Grimm auf mir, all deine Wogen brechen
über mir zusammen.
Die Freunde hast du mir genommen, ich bin gefangen und kann
nicht heraus.
Warum, Herr, wirfst du mich weg?
Warum verbirgst du dein Antlitz vor mir?
Gebrochen bin ich, und todkrank in meiner Jugend,
ich trage deine Schrecken und ich bin zerquält ...»

Sie alle, die jetzt meine Worte hören: Ich habe es erfahren noch und noch: es ist schwer zu beten, wenn man keine Antwort erhält. Aber dann, eines Tages, wurde mir auf einmal klar, was der Apostel Paulus offenbar selbst schon erlebt hatte und in folgenden Worten ausdrückt: «Ich habe drei Mal den Herrn gebeten, er möge doch von mir ablassen; aber er liess mich wissen: Meine Gnade genügt dir, denn *meine* Kraft vollendet sich in *deiner* Schwachheit.»

Meine Gnade genügt dir! Das ging mir auf als Botschaft, die meinem für immer lahmen Leben einen Sinn geben konnte. Wenn ich auch ganz tief unten lag, so war doch nicht alles hoffnungslos verloren. Mit der Gnade Gottes und mit der Hilfe der Menschen lernte ich langsam eine neue Art zu leben, anders als ich bisher gelebt hatte, und dennoch ein volles Leben, das es wert ist, gelebt zu werden.

Wie lebe ich nun in Tat und Wahrheit? Ich verdanke es tüchtigen Ärzten, sorgenden Schwestern und Angestellten, dass sich mein Zustand über einige Jahre hin etwas gebessert hat. Ich kann weder gehen noch überhaupt stehen. Ich kann nur für Stunden selbständig, ohne Apparat, atmen. Aber ich durfte nach den ersten drei Jahren wieder lernen, die Blätter der Bücher selbst umzuwenden. Ich durfte sogar lernen, mit Hilfe einer einfachen Vorrichtung auf einer elektrischen Maschine selbst zu schreiben, so auch diese Worte an euch alle. Ich habe es im Schreiben sogar in den langen Jahren zu einer grossen Fertigkeit gebracht. Nun ist das Schreiben mein Hobby, mein Beruf, mein Leben. Mein Briefwechsel hat sich aus kleinen Anfängen zu einem umfangreichen Briefverkehr entwickelt. Unzähligen Menschen durfte ich im Lauf dieser vielen Jahre Freude, Kraft und Mut schenken. Viele Kranke darf ich auf diesem Weg trösten, viele Invalide aufrichten, sogar viele Gesunde beraten. Jeder Tag bringt mir kleine und grosse Bündel Briefe, und jeden Tag sende ich Briefe in die weite Welt. Eine ganz andere Art, als Priester in fremde Lande zu ziehen! Es ist ein ständiges Kommen und Gehen. Ich redigiere für invalide Mädchen eine kleine Monatszeitschrift, eine Arbeit, die mir viel Freude macht.

Durch den ständigen Kontakt mit so vielen Menschen ist es zwar längst um meine so genannte Ruhe geschehen. Aber ich erkenne meine Aufgabe darin, sogar so, wie ich bin, für *andere* da zu sein. *Die Ruhe* schenke mir unser Herr nach meinem Tode. Ich sehe noch unendlich vieles für die Menschen zu tun, die meine Schwestern und Brüder sind. Auch ein Kranker hat eine grosse Aufgabe, wenn er auch nur schreiben kann und nicht zu reden vermag. Ich kann doch beten und meinen äusserlich hilflosen Zustand Gott jeden Tag darbringen für die Nöte der Welt – und auch für die Nöte unserer Kirche. In dem, was ich jetzt bin und was ich arbeite, erfülle ich einen Dienst an den Menschen. Ich bin auf *meine* Weise ein Diakon. Mein Berufswunsch von ehedem erfüllt sich auf eine andere, tiefere Weise. Ich darf ehrlich gestehen: Ich bin ein glücklicher Mensch, und ich möchte nicht, dass ich dieses Leben nicht gelebt hätte und noch zu leben hätte.

Ich muss noch einmal darauf zurückkommen: für die andern da sein! Darin ist eine ganze Welt, für einen Christen. Dazu ist mir ein weiteres Wort bei Paulus hängen geblieben: «Wir, die Starken, sind berufen, die Gebrechen der Schwachen zu tragen, ohne uns deshalb etwas einzubilden...» (Röm 15,1). Ich finde es ein volles Leben wert, stark zu sein, weil andere schwach sind. Es lohnt sich jede Anstrengung, sich für die Brüder einzusetzen. Es ist *Beruf* eines

Christen, für andere auf der Uhr und im Herzen Zeit zu haben und ihm zuzuhören. Weil viele schwach sind, müssen wir stark sein. Weil niemand mehr Zeit hat, sollen *wir* Zeit finden. Weil viele keinen Sinn im Leben mehr sehen, sind wir berufen, ihnen *vorzuleben*, dass das Leben einen Sinn hat. Auch das Leben eines lebenslang Kranken, eines Behinderten. Viele körperlich gesunde Menschen spüren etwas von dem Geheimnis, das in einem solchen Leben verborgen liegt. Sie fühlen sich hingezogen zu einem Menschen, der im Spital mühsam sein Leben zu meistern sucht. Für andere da sein: in fünfzehn Jahren Hier-liegen hatte ich das auf eine neue Art zu lernen, und ich will es mein weiteres Leben so halten.

Liebe Brüder und Schwestern, ich habe Ihnen aus meinem bisherigen und gegenwärtigen Leben berichtet. Es ist nichts Grosses und nichts Weltbewegendes. In *Ihrem* Leben hat sich vielleicht *noch* Schwereres zugetragen. Ich möchte nur bezeugen, dass ein scheinbar verpfuschtes Leben sehr sinnvoll werden kann. Ich möchte nur bezeugen: So erfahre ich Gottes Güte und Kraft, den Kleinen und Unscheinbaren in seinen Dienst zu nehmen. – Meine letzten Worte an euch sollen nicht meine eigenen, sondern jene des Psalmes 30 sein:

«Ich möchte dich loben, Herr,
denn du hast mich aus der Tiefe gezogen,
Herr, mein Gott, ich habe zu dir geschrien,
und du hast mich wirklich geheilt.
Du hast mein Klagen in Tanzen verwandelt,
du hast mein Trauerkleid gelöst und mich mit Freude umgürtet.
Darum singt dir mein Herz und will nicht verstummen.
Herr, mein Gott, ich will dir danken in Ewigkeit!»

Albert Brändle

Diese Predigt von Albert Brändle war Teil des Gottesdienstes, der am 5. März 1972 von Schweizer Radio DRS aus der Schwesternschule Theodosianum am Spital Limmattal in Schlieren übertragen wurde.

Autorennachweis

Benno Bühlmann ist Verfasser der folgenden Texte:
Kapitel 1: Spuren im leeren Krankenzimmer
Kapitel 3: Alltag im Spital
Kapitel 4 (2. Teil): Gymnasium Bethlehem; Seminar Schöneck
Kapitel 6: Ausfahrten und Abenteuer
Kapitel 8 (2. Teil): Am Grab

Theo Bühlmann ist Verfasser der folgenden Texte:
Kapitel 2: Plötzlicher Schicksalsschlag
Kapitel 4 (1. Teil): Kindheit in Wohlen
Kapitel 5: Neue Perspektiven
Kapitel 7: Oasen- und Wüstenwelten
Kapitel 8 (1. Teil): Abschied nehmen

Bildnachweis

Fotos von Georg Anderhub auf den Seiten 6, 10, 14, 24, 38, 52, 82, 94, 108, 122
Fotos von Benno Bühlmann auf den Seiten 1, 21, 22, 131, 132
Fotos verschiedener Privatarchive auf den Seiten 35, 36, 49, 50, 69, 70, 79, 80, 91, 92, 105, 106, 119, 120

Quellennachweis

Kapitel 1

- Benno Bühlmann: Sein ungewöhnliches Lebenszeugnis machte vielen Mut, Artikel im «Wendekreis» Nr. 6/98; ders.: Seit 40 Jahren Patient und voll aktiv, Artikel in der Neuen Luzerner Zeitung vom 17.10.1996
- Gedanken von Conny Steinmann anlässlich der Beerdigung von Albert Brändle am 30. Oktober 1996, veröffentlicht in: Officiosa SMB 1996
- Albert Brändle: «Das Leben hat Sinn», Zeitschrift «Wendekreis» Nr. 11/1981, Seiten 12–13
- Benno Bühlmann: Der «Chefpatient» hat tiefe Spuren hinterlassen, Artikel in der Neuen Luzerner Zeitung vom 31.10.1997; ders.: Spuren im leeren Spitalzimmer, Reportage in der Zeitschrift «doppelt belichtet», 15. Jg., Nr. 55 (Dezember 1996), Seiten 1– 4

Kapitel 2

- «Echo SMB», interne Zeitschrift der Bethlehem Mission Immensee. Ausschnitte aus diversen Ausgaben der Jahre 1956–57
- Gesprächsprotokoll zum Interview mit Schwester Lina, aufgezeichnet am 23.10.2001 (TB)
- Georg Anderhub: Der Chefpatient, Reportage in der Zeitschrift «Sonntag» (1980)
- Zitate von Albert Brändle: Radiopredigt vom 5. März 1972, übertragen von Schweizer Radio DRS aus der Schwesternschule Theodosianum am Spital Limmattal in Schlieren
- Zitate von Albert Brändle aus «Brief an einen Kranken», Kanisius Verlag, 1978
- Lebenslauf von Albert Brändle, vorgetragen von Hans John anlässlich der Beerdigung vom 25.10.1996
- Aufgeschriebene Erinnerungen von Sr. Lina Maria, Ingenbohl
- Psalm 88

Kapitel 3

- Gesprächsprotokoll zum Interview mit Conny Steinmann, aufgezeichnet am 17.7.2002 (BB)
- Benno Bühlmann: «Ich möchte nicht, dass ich dieses Leben nicht gelebt hätte», Artikel in der Zeitschrift «Treffpunkt» vom 14.11.1996; vgl. auch Kipa-Beitrag vom 27.10.1996
- Louis Wild: Fingerabdrücke einer «höheren Macht»; zitiert in: Albert Brändle, Gib mir deine Hand, Kanisius Verlag 1981
- Georg Anderhub: Der Chefpatient, Reportage in der Zeitschrift «Sonntag» (1980)
- Lydia Leumann und Beat Baumgartner: «Ich bin ein glücklicher Mensch», Artikel in der Zeitschrift «Wendekreis» Nr. 6/1994
- Albert Brändle: Brief an einen Kranken, Kanisius Verlag 1978, Seite 8
- Auszug aus der Radiopredigt von Albert Brändle vom 5. März 1972, ausgestrahlt von Schweizer Radio DRS
- Beitrag von Albert Brändle im «Echo SMB» 24 (1960), Seiten 8–12

Kapitel 4

- Gesprächsprotokoll zum Interview mit Agnes Brändle, aufgezeichnet am 14.11.2002 (TB)
- Benno Bühlmann: Blick in die Geschichte des Gymnasiums Immensee, Spezialausgabe 3 (1984) der Zeitschrift «doppelt belichtet»
- Gesprächsprotokolle zu Interviews mit verschiedenen Bethlehem-Missionaren: Silvio Bernasconi, Karl Fässler, Xaver Inglin, Pablo Meier, Charles Renner, Aufzeichnungen vom 11.12.2002/14.2.2005 (BB)
- Gesprächsprotokoll zum Interview mit Hans John, aufgezeichnet am 14.11.2002 (TB)
- Zahlreiche Archiv-Ausgaben der Zeitschrift «Bethlehem», Jahrgänge 1946–50 (darin insbesondere die Rubrik «Tagebuch des kleinen Chronisten» und «Studenten-Tagebuch»)
- Regelmässige Berichte aus dem Seminar Schöneck, erschienen in: «Echo SMB», 19. und 20. Jahrgang (1955–1956)

Kapitel 5

- Albert Brändle: Brief an einen Kranken, Kanisius Verlag, Freiburg-Konstanz 1978
- Viktor E. Frankl: «...trotzdem Ja zum Leben sagen», Kösel München 1977, zitiert von Albert Brändle: in seinem Büchlein «Brief an einen Kranken», Kanisius Verlag, Freiburg-Konstanz 1978
- Gesprächsprotokoll zum Interview mit Elisabeth Feurer, aufgezeichnet am 12.9.2001 (TB)
- Georg Anderhub: Der Chefpatient, Reportage in der Zeitschrift «Sonntag» (1980)
- «Echo SMB», interne Zeitschrift der Bethlehem Mission Immensee, 1958
- Zitate von Albert Brändle: Radiopredigt vom 5. März 1972, übertragen von Schweizer Radio DRS aus der Schwesternschule Theodosianum am Spital Limmattal in Schlieren
- Gesprächsprotokoll zum Interview mit Renata Hauser-Mühletaler, aufgezeichnet am 9.2.2001 (TB)
- Gesprächsprotokoll zum Interview mit Herbert Keller, aufgezeichnet am 23.10. 2001 (TB)
- Albert Brändle: Gib mir deine Hand, Kanisius Verlag, 1981
- Brief an Elisabeth Feurer (1984) und Brief an Schwester Lina (1994)

Kapitel 6

- Gesprächsprotokoll zum Interview mit Urban Camenzind, aufgezeichnet am 6.12.2002 (BB)
- Artikel «Vier Monate Haft für Luzerner Dienstverweigerer», erschienen in den Luzerner Neusten Nachrichten vom 17.12.1971
- Gesprächsprotokoll zu den Interviews mit Barbara und Pia Anderhub, aufgezeichnet am 12.8.2002 (BB)
- Brief von Albert Brändle an Barbara Anderhub, datiert am 30. Oktober 1975
- Gesprächsprotokoll zum Interview mit Herbert Keller, aufgezeichnet am 23.10.2001 (TB)
- Beitrag über Albert Brändle im Buch «Persönlichkeiten des Kantons Luzern»
- Carmen Frei: Vom Sinn des Lebens, Reportage in der Zeitschrift «Sonntag» vom 26.1.1996

Kapitel 7

- Gesprächsprotokoll zum Interview mit Herbert Keller, aufgezeichnet am 23.10.2001 (TB)
- Albert Brändles Adventsbriefe von 1981 und 1995
- Echo SMB von 1957 und 1959 – Gespräch mit Schwester Lina
- Gesprächsprotokoll zum Interview mit Hans John, aufgezeichnet am 14.11.2002 (TB)
- Nachruf von Hans John am 25.10.1996

Kapitel 8

- Gesprächsprotokoll zum Interview mit Renata Hauser-Mühletaler, aufgezeichnet am 9.2.2001 (TB)
- Gesprächsprotokoll zum Interview mit Elisabeth Feurer, aufgezeichnet am 12.9.2001 (TB)
- Gesprächsprotokoll zum Interview mit Herbert Keller, aufgezeichnet am 23.10. 2001 (TB)
- Gesprächsprotokoll zum Interview mit Conny Steinmann, aufgezeichnet am 17.7.2002 (BB)
- Abschiedsbrief von Elisabeth Feurer, 1996, und ihre Notiz zur letzten Begegnung
- Brief an Schwester Lina, 23.3.1990
- Gesprächsprotokoll zum Interview mit Agnes Brändle, aufgezeichnet am 14.11.2002 (TB)
- Benno Bühlmann: Der «Chefpatient» hat tiefe Spuren hinterlassen, Artikel in der Neuen Luzerner Zeitung vom 31.10.1997
- Gedanken von Conny Steinmann anlässlich der Beerdigung von Albert Brändle am 30. Oktober 1996, veröffentlicht in: Officiosa SMB 1996

Bildlegenden

Seiten 21/22: Einleitung

Letzte Bilder von Albert Brändle, zehn Tage vor seinem Tod aufgenommen: Spiegel – Albert Brändle und Spitalseelsorger Pirmin Ineichen – Schildchen an der Zimmertür «Chefpatient Albert Brändle» – Pendeluhr – Conny Steinmann mit dem letzten Erinnerungsstück von Albert Brändle: Glocke vor dem Stationszimmer – Grabkreuz auf dem Friedhof in Immensee. (Fotos: Benno Bühlmann)

Seiten 35/36: Plötzlicher Schicksalsschlag

Bilder aus dem Spitalalltag: Zimmer von Albert Brändle im Kantonsspital Luzern (Altbau) – Gottesdienst am Spitalbett, zelebriert von einem Mitbruder der Missionsgesellschaft Bethlehem – Schwester Hedy Hürlimann und Albert Brändle

Seiten 49/50: Alltag im Spital

Bilder aus dem Spitalalltag: Zimmer von Albert Brändle im Kantonsspital Luzern (Neubau) – Mittagessen (Pfleger: Géza Szeghö) – Spezielle Aufhängevorrichtung für Schreibarbeiten mit der Schreibmaschine (Foto: Georg Anderhub) – Albert Brändle mit Fritz Bossert vor dem alten Gebäude des Kantonsspitals.

Seiten 69/70: Biografische Rückblende (Kindheit)

Kinderporträt von Albert Brändle (Foto: Gebr. Huber, Luzern) – Elternhaus mit Gärtnerei in Wohlen – Albert Brändle und Geschwister (1938), von hinten nach vorne: Marianne, Albert, Bruno, Bethli und Agnes (im Kinderwagen) – Albert am Tag seiner Erstkommunion (1938) – Albert beim Ministrieren in der Pfarrei in Wohlen (1944)

Seiten 79/80: Biografische Rückblende (Gymnasium / Seminar Schöneck)

Albert Brändle mit Franz Kreienbühl – Maturafoto (Foto: P. Meier, 1950), von links nach rechts: Hans Blötzer, Jakob Baumgartner, Josef Wyss, Yves Jeannottat, Viktor Jordan, Josef Haag, Bernhard Ketterer, Josef Bischofberger, Paul Egli; sitzend: Albert Brändle und Leo Meier – Albert Brändle mit Michael Traber beim Bergsteigen – Albert Brändle als Mitglied der Unterhaltungskommission im Seminar Schöneck – Albert Brändle mit seinen Eltern Albert und Marie Brändle am Tag seiner Diakonatsweihe (2. Oktober 1956)

Seiten 91/92: Neue Perspektiven

Fotos von Spitalbesuchen und Spazierfahrten ausserhalb des Spitals: Erika (Jans-)Bucheli, Lisa (Secchi-) Neuenschwander, Katharina (Steinemann-)Rickenbach, Fritz Bossert – Albert Brändle mit Jonas und Barbara Anderhub – Renata Hauser mit Töchterchen Fränzi anlässlich der Taufe von Rafael Jakober (Patenkind von Albert Brändle) – Christine Alzinger und Albert Brändle

Seiten 107/108: Ausfahrten und Abenteuer

Fotos von verschiedenen Ausfahrten mit dem Bus. Als Chauffeur stellte sich der ehemalige China-Missionar Fritz Bossert (auf dem zweiten und fünften Bild) zur Verfügung – Berta Ottiger, Albert Brändle, Urban Camenzind, Oswald König, Otto Thalmann – Berta Ottiger, Fritz Bossert, Hans Erni, Albert Brändle, Barbara und Jonas – Albert Brändle mit Barbara – Fritz Bossert – Ausfahrt mit einem Studenten des Missionsseminars Schöneck

Seiten 121/122: Oasen- und Wüstenwelten

Albert Brändle während einer Spazierfahrt mit Herbert Keller – Weihnachtsüberraschung im Kantonsspital Luzern – Hochzeitsfest von Irma und Paul Iten-Moser – Ausflug mit Paul Ottiger und Herbert Keller – Albert Brändle zusammen mit Pfleger Alexander Joe Anton Rajan aus Sri Lanka

Seiten 133/134: Am Ende des Weges

Albert Brändle zehn Tage vor seinem Tod – Turm und Kapelle des Gymnasiums und des Missionshauses in Immensee – Treppe zum Friedhof –Bilder vom Friedhof der Missionsgesellschaft Bethlehem in Immensee – Besuch auf dem Grab: Valentino Cortesi, Renata-Gertrud Hauser, Agenes Brändle, Silja Bühlmann, Ilse Moret, Pia und Georg Anderhub, Elisabeth Feurer, Mirjam und Brigitte Villiger Bühlmann – Grabkreuz (Fotos: Benno Bühlmann)